Jürgen Schottdorf

Kränkung – Schmerz – Trauma

EX.TRACT – Expositionsbasierte Trauma-Akupunktur-Therapie

Nähere Informationen zum Autor: www.dr-schottdorf.de

Hinweis für den Benutzer

Die Erkenntnisse der Medizin unterliegen einem laufenden Wandel durch Forschung und klinische Erfahrung. Der Autor dieses Werkes hat große Sorgfalt darauf verwendet, dass die in diesem Werk gemachten therapeutischen Angaben dem derzeitigen Wissensstand entsprechen. Das entbindet den Nutzer dieses Werkes aber nicht von der Verpflichtung, mithilfe weiterer Informationsquellen zu überprüfen, ob die dort gemachten Angaben von denen in diesem Buch abweichen.

Gender-Hinweis

In diesem Buch werden generisch maskuline Personenbezeichnungen verwendet, die sich immer gleichermaßen auf weibliche, männliche und diverse Personen beziehen und kein Geschlecht ausschließen sollen. Auf eine Doppelnennung und gegenderte Bezeichnungen wird zugunsten der besseren Lesbarkeit verzichtet.

Bibliografische Information

Diese Publikation ist in der Deutschen Nationalbibliothek verzeichnet. Detaillierte bibliografische Angaben sind unter https://dnb.de abrufbar.

1. Auflage 2025

Kiener-Verlag, Clemensstraße 20, D-80803 München; E-Mail: info@kiener-verlag.de

Lektorat: Christl Kiener, München; Dr. Petra Zimmermann, Braunschweig
Herstellung/Abbildungen: Kadja Gericke, Dürnau, unter Verwendung von
Zeichnungen von Henriette Rintelen, Velbert
Umschlaggestaltung: SpieszDesign, Neu-Ulm
Umschlagbild: Jürgen Schottdorf
Druck und Bindung: Drukarnia Dimograf Sp. z o.o., Bielsko-Biała/Polen

FSC www.fsc.org MIX Papier | Fördert gute Waldnutzung FSC® C018236

ISBN 978-3-948442-45-3

www.kiener-verlag.de

Jürgen Schottdorf

Kränkung – Schmerz – Trauma

EX.TRACT – Expositionsbasierte Trauma-Akupunktur-Therapie

KIENER

Geleitworte

In meiner psychotherapeutischen Tätigkeit mit schwersttraumatisierten Menschen bin ich immer wieder in die Situation gekommen, dass wir die belastenden Erlebnisse exponiert und mir die Menschen berichtet haben, wie sich ein starker Druck in ihrem Brustkorb entwickelt, wie sich alles in ihnen zusammenzieht oder sich ihnen die Kehle zuschnürt. „Wenn man diese Symptome jetzt akupunktieren könnte", dachte ich mir, „das müsste doch eigentlich hilfreich sein". Ich hatte allerdings kein Setting, bei welchem ich meine Kenntnisse der Akupunktur nützlich in den psychotherapeutischen Prozess hätte einbringen können. Dann rief mich Jürgen Schottdorf eines Tages an. Wir kannten uns nur peripher über die Deutsche Ärztegesellschaft für Akupunktur. Er wollte mir seine neue Methode vorstellen und war auch an deren Erforschung interessiert. Als er mir seine Herangehensweise schilderte, sagte ich sofort „Bingo – genau so muss man es machen". Was folgte, waren viele Jahre der erfolgreichen Zusammenarbeit. Jürgen sammelte immer mehr Erfahrung und verfeinerte weitere Aspekte, und ich machte meine ersten Gehversuche mit der EX.TRACT-Methode, suchte Doktoranden und kümmerte mich um die Forschungsansätze. Mittlerweile haben wir viele Daten gesammelt und ausgewertet und können diese hoffentlich bald publizieren.

Meine klinische Tätigkeit hat EX.TRACT nachhaltig verändert. Ich habe das Glück, jetzt an einer Klinik arbeiten zu dürfen, in welcher wir vielen Menschen die „Trauma-Akupunktur" anbieten können. Und jedes Mal ist es wieder schier unglaublich, wenn sich die Menschen unter der Behandlung sichtlich entspannen, die Belastung aus der Erinnerung weicht, das Bild schwächer wird und sie es meist nicht mehr herholen können. „Das ist ja unglaublich", heißt es dann oder „Wenn ich es nicht selbst erlebt hätte, würde ich das keinem glauben können".

Was Jürgen Schottdorf hier als Werkzeug entwickelt hat, lässt sich in sehr viele psychotherapeutische Prozesse einbauen, sei es in der Behandlung von Menschen mit einer posttraumatischen Belastungsstörung, Depressionen, Angststörungen oder somatoformen Störungen. Die unmittelbar einsetzende Leichtigkeit und Entlastung für die Menschen ist einfach fantastisch. Ich möchte diese Methode in meiner psychotherapeutischen Praxis nicht mehr missen wollen.

Dass Jürgen Schottdorf sich auf den Weg gemacht hat, seine Methode auch wissenschaftlich untersuchen zu lassen, verdient allergrößten Respekt. Nur durch eine wissenschaftliche Anerkennung kann EX.TRACT wirklich in der Breite etabliert werden, auch wenn der klinische Erfolg absolut überzeugend ist.

Ich wünsche den Lesern viel Freude bei der Lektüre und kann nur jeden ermuntern zu versuchen, diese Methode auch zu erlernen und anzuwenden. Es lohnt sich!

Herzlichst

PD Dr. med. Richard Musil

Ärztlicher Direktor und Chefarzt, Oberberg Fachklinik Bad Tölz
Arbeitsgruppenleiter „Akupunktur in der Psychiatrie",
Psychiatrische Klinik der LMU
Stammdozent der DÄGfA und NADA-Trainer

Zwischen Jochen Gleditsch, meinem geliebten Ehemann, und Jürgen Schottdorf bestand in den letzten Jahren seines Lebens ein freundschaftlicher und anregender Austausch zu dieser wunderbaren neuen Methode, und ich weiß, wie beeindruckt und begeistert er davon war. Es freut mich außerordentlich, dass diese nun in einem Buch für andere zugänglich ist.
Viel Freude beim Anwenden, um vielen Menschen zu helfen!

Anneliese Gleditsch

Vorwort

Akupunktur, das Reizen von Hautstellen mittels Druck oder Nadeln, ist eine jahrtausendealte Behandlungsmethode. Die moderne Psychotherapie ist dagegen sehr jung, wenngleich bereits in alten schamanischen Praktiken psychotherapeutische Techniken verwendet wurden. In der Literatur findet sich keine Beschreibung, wie psychische Belastungen und Gefühle direkt in einer Therapiesitzung durch das Reizen von Akupunkturpunkten verändert werden können. In der hier vorgestellten Methode wird nun dieser Ansatz verfolgt. Der Patient stellt sich eine belastende Situation vor, die unangenehme Gefühle hervorruft, d. h. er exponiert sich in seiner Vorstellung. Diese Gefühle lassen sich durch Akupunktur umgehend reduzieren, so dass die emotionale Erinnerung entlastet wird. Daher wurde diese Methode „Expositionsbasierte Trauma-Akupunktur-Therapie" genannt, kurz EX.TRACT.

Die Wahl der Akupunkturpunkte richtet sich insbesondere nach der japanischen palpationsbasierten Akupunkturmethode nach Kiiko Matsumoto und David Euler (Matsumoto K 2005) sowie nach der traditionellen chinesischen Akupunktur, wobei die Punktwahl empirisch verfeinert wurde. Um die Methode abzurunden, wurden Anteile aus verschiedenen anderen Therapierichtungen integriert, wie Hypnotherapie, NLP, EMDR, EFT etc.

Psychische Traumata bilden die Grundlage für eine Vielzahl von psychiatrischen Erkrankungen und chronischen Schmerzen (Nicolson NA 2010, Afari N 2014). Hierbei muss es sich nicht zwingend um schwerste Traumatisierungen handeln wie sexuellen Missbrauch oder Folter. Auch kleinere und weniger einschneidende Ereignisse oder aber wiederholte kleinere Traumatisierungen können bedeutende Folgen haben.

Die Schwere der Traumatisierung erhöht die Wahrscheinlichkeit für eine länger anhaltende Störung oder Erkrankung. Sowohl die Vorgeschichte als auch die individuelle Verletzbarkeit spielen eine entscheidende Rolle darin, wie schwer die Erkrankung erstens ausfällt und ob sich zweitens ein Vollbild einer posttraumatischen Belastungsstörung (PTBS) entwickelt.

In diesem Bereich gibt es allerdings nur wenige evidenzbasierte Behandlungsmethoden, wie z. B. die kognitive Verhaltenstherapie mit Exposition nach Ehlers (Ehlers A 2000), die prolongierte Exposition (engl.: Prolonged Exposure) (Foa EB 2014) oder die sogenannte „Eye Movement Desensitization and Reprocessing" (EMDR) (Cusack K 2019, Bisson JI 2007), die von den Krankenkassen teilweise nicht übernommen werden. Zudem ist die Anzahl an darin entsprechend sensibilisierten und ausgebildeten Psychotherapeuten sehr gering und die Wartezeit auf einen Therapieplatz unangemessen lang.

Vor diesem Hintergrund ist die Etablierung neuer Therapieansätze, die zu einer raschen Veränderung traumabedingter Symptome führen, notwendig.

Die hier vorgestellte Methode eignet sich zur Behandlung nahezu aller traumatisierenden, psychischen Belastungen, bis hin zur posttraumatischen Belastungsstörung (PTBS). Sie ist als eine einfache, hocheffiziente und schnell zu erlernende Alternative zu verstehen, auch wenn sie eine vollständige, traumatherapeutische Intervention sicher nicht ersetzen kann und soll.

EX.TRACT hat sich zudem in der klinischen Praxis bereits als ausgesprochen wirksam hinsichtlich einer tiefergehenden Behandlung von chronischen Schmerzen bewährt.

Es werden hier keine grundlegenden Ausführungen zu den verschiedenen Aspekten von Shen, Psyche und weiteren Aspekten der chinesischen oder japanischen Medizin vorgestellt. Hierzu möchte ich auf die verfügbare qualitative Fachliteratur verweisen.

Zur Behandlung von psychischen Traumatisierungen mit Akupunktur gibt es derzeit nur wenig Erkenntnisse (Kloiber S 2016). Die Studienlage ist inkonsistent und ohne überzeugende und klare Ergebnisse (Grant S 2017, Metcalf O 2016). Bislang wurde Akupunktur bei PTBS insbesondere im amerikanischen Raum, aber auch in Deutschland, aufgrund einer zunehmenden Anzahl von traumatisierten Soldaten gehäuft eingesetzt (Madsen C 2017, Eisenlohr VR 2010).

Meist werden nur allgemeingültige und psychotrope Punkte akupunktiert, um im Anschluss die Entwicklung der Symptome einer posttraumatischen Belastungsstörung zu beobachten (King HC 2015, Engel CC 2014). Zudem gibt es bislang keine differenzierte Akupunkturmethode zur nachhaltigen, effizienten und schnellen Behandlung von psychischen Traumatisierungen oder posttraumatischen Belastungsstörungen sowie von deren Symptomen und somatischen Folgeerscheinungen.

Die Methode wurde in ihrer ersten Version mit einer Herangehensweise in drei Schritten in der Deutschen Zeitschrift für Akupunktur in gemeinsamer Autorenschaft mit Dr. Richard Musil erstmalig publiziert. In eigenen Vorarbeiten von mir und bislang unpublizierten Ergebnissen konnten bei 24 von 24 Patienten deutliche Verbesserungen erzielt werden. Bei den behandelten Patienten lagen diagnostisch PTBS, postpartale Depression oder schwere Kränkungen, Abwertungen und Beschädigungen des Selbstwertes als mögliche Ursache affektiver Beschwerden vor.

Jürgen Schottdorf
Juni 2024

Danksagung

Große Ideen sind meist das Zusammenführen und die Kombination von vielen kleinen Ideen. Steven Jobs hatte das iPhone nicht wirklich erfunden. Vielmehr hatte er verschiedene Ideen von vielen anderen so gekonnt zusammengeführt, dass daraus ein wegweisendes Produkt entstand. Auch ich habe nichts wirklich Neues erfunden. Die Innovation besteht darin, dass sich durch das Stimulieren von Akupunkturpunkten Gefühle direkt und sofort verändern lassen. Daraus wurde eine komplexe effiziente Methode entwickelt.

Dies wäre ohne die Hilfe vieler tiefgründiger, höchst kompetenter und inspirierender Berater, Diskussions- und Gesprächspartner und Idealisten nicht möglich gewesen. Sie alle waren so freundlich, geduldig und bereit, ihre Fachkenntnis und Gedanken über meine Ideen mit mir zu teilen, um ein zunehmend ganzheitliches Bild zu entwerfen und die Methode abzurunden. Und dafür möchte ich ihnen danken, vor allem den Folgenden:

Emel Schottdorf, meine geliebte Ehefrau

Dr. Christine Schottdorf-Timm, Ärztin für Psychotherapie, EMDR und Dr. Christian Timm, Facharzt für Psychiatrie, Psychotherapie, beide Traumatherapeuten und Spezialisten für EMDR

Dr. phil. Dr. rer. med. Dominique Hertzer, Sinologin, Dozentin für chinesische Medizin

Dr. Joseph Francis Audette, MD, Pain Management, Physical Medicine & Rehabilitation und Akupunkteur, ärztlicher Leiter des Akupunkturkurses an der Harvard Medical School

Kiiko Matsumoto, licensed acupuncturist, Begründerin der von mir hauptsächlich verwendeten Akupunkturmethode

David Euler, licensed acupuncturist

Dr. med. Jochen Gleditsch, Facharzt für HNO und Zahnarzt, Dozent für Akupunktur

Dr. Nadja Volf, MD, PhD, Founder of Scientific Acupuncture (Paris XI University), ear acupuncture

PD Dr. med. Richard Musil, Facharzt für Psychiatrie und Psychotherapie, ehemals Oberarzt an der Klinik für Psychiatrie und Psychotherapie der Ludwig-Maximilians-Universität München, jetzt Chefarzt der Oberberg Fachklinik Bad Tölz

Inhalt

Geleitworte
Vorwort
Danksagung

Teil I: Grundlagen 1

1 Psychische Traumata und andere belastende Faktoren 3

1.1 Definition psychischer Traumata 3

1.2 Posttraumatische Belastungsstörung (PTBS) 3

1.3 Kränkungen 11

1.4 Belastende Faktoren, die zu psychischen Verletzungen führen können 14

1.5 Postpartale/postnatale Depression 17

1.6 Traumata von Zeugung über Geburt bis zum 3. Lebensjahr 22

2 Gefühle 27

2.1 Die vier Grundgefühle 28

2.2 Kombinationen der Grundgefühle 30

3 Psyche und Körper 33

4 Akupunktur 35

4.1 Überblick 35

4.2 Wirksamkeit von Akupunktur bei psychiatrischen Störungen 36

4.3 Auswahl der Akupunkturpunkte 37

4.4 Nadel-Stichtechnik 38

4.5 Akupunkturmagnete und Akupressur 39

5 Psychotherapeuten und EX.TRACT 41

Teil II: Behandlung 43

6 Behandlungsprotokoll der EX.TRACT-Methode 45

6.1 Behandlungsindikationen 45

6.2 Diagnostik 46

6.3 Die Behandlung mit EX.TRACT in 5 Schritten 50

6.4 Exits und schwierige Situationen 64

6.5 Therapeutisches Vorgehen in besonderen Situationen 68

7 Behandlungssetting 83

7.1 Allgemeines Vorgehen 83

7.2 Wortwahl und Sprache 84

7.3 Zeit nehmen und Behandlung final abschließen 85

7.4 Nur Behandlungsserien vereinbaren 85

7.5 Nachbehandlung 86

7.6 Praxispersonal 86

7.7 Kooperative Behandlungen 87

7.8 Paartherapie 87

7.9 Coaching 89

8 Psychohygiene und Selbstschutz 93

9 Fallbeschreibungen 95

9.1 Fallbeschreibung Patient 1, Tornado 95

9.2 Fallbeschreibung Patientin 2, Tornado 97

9.3 Fallbeschreibung Patientin 3, erfolglose Reanimation des Vaters 99

9.4 Fallbeschreibung Patientin 4, Lawinenunglück 101

9.5 Fallbeschreibung Patientin 5, Akutbehandlung nach Reanimation des Partners 102

Anhang 105

Teil I

Grundlagen

Die Expositionsbasierte Trauma-Akupunktur-Therapie, kurz EX.TRACT-Methode, bietet aufgrund ihrer flexiblen und weiten Einsetzbarkeit die Möglichkeit, bei vielen verschiedenen Indikationen und Diagnosen eingesetzt zu werden. Nicht nur bei psychischen Traumata ist diese Methode hilfreich, sondern auch bei verschiedenen negativen unbewussten Erinnerungen, die im limbischen System als Emotionen abgespeichert sind. Nicht nur ein Trauma an sich ist mit seinen potenziellen Folgezuständen belastend, sondern aversive Erinnerungen können das Verhalten in eine unerwünschte, negative bis selbstschädigende Weise beeinflussen. Diese können durch die EX.TRACT-Methode positiv verändert werden.

Die Diagnosen und Indikationen, die unter dieser Methode subsumiert werden können, werden in Kap. 1 beschrieben und thematisch aufgearbeitet. Zuerst werden die psychischen Traumata an sich besprochen (Kap. 1.1, 1.2). Im Anschluss werden Themen behandelt, die primär nicht darunter vermutet würden, wie Kränkungen, Schutzlosigkeit, Nahtoderlebnisse etc. (Kap. 1.3, 1.4). Erlebnisse während Schwangerschaft, Geburt und Wochenbett können ebenfalls traumatisieren und schwere Folgezustände nach sich ziehen (Kap. 1.5). Auf Erlebnisse von der Zeugung bis zum 3. Lebensjahr wird ebenfalls eingegangen, da diese zwar nicht aktiv erinnerlich sind, aber auf unsere Psyche eine deutliche Auswirkung haben können (Kap. 1.6). Das Gefühlsleben, Verhalten und die Verbindung zwischen Körper und Psyche werden im 2. bzw. 3. Kapitel behandelt. Grundlegendes Wissen über die Akupunktur, die im Rahmen der EX.TRACT-Methode Anwendung findet, wird in Kapitel 4 vermittelt. Das 5. Kapitel geht auf die Frage ein, unter welchen Bedingungen auch Psychotherapeuten die EX.TRACT-Methode einsetzen können.

1 Psychische Traumata und andere belastende Faktoren

1.1 Definition psychischer Traumata

Psychische Traumata stellen ein vitales Diskrepanzerlebnis zwischen bedrohlichen Situationsfaktoren und individuellen Bewältigungsmöglichkeiten dar. Hierdurch entsteht ein Gefühl von Hilflosigkeit und damit Erschütterung des Selbstbildes und des Welt-Verständnisses (Fischer G 2020). Ursache können belastende Ereignisse außerhalb der üblichen Lebenserfahrung sein, wie Gewalt gegen sich oder andere, Katastrophen, Unfälle, lebensbedrohliche Krankheiten, Misshandlung, oder auch Komplextraumata. Dabei ist es von untergeordneter Bedeutung, ob es an der eigenen oder an fremden Personen erlebt wird.

Es gibt allerdings kein Trauma und keine Kränkung an sich. Vielmehr sind sie abhängig von der Diskrepanz zwischen der Situation und der Bewältigungsfähigkeit.

1.2 Posttraumatische Belastungsstörung (PTBS)

1.2.1 Definition

Unter posttraumatischer Belastungsstörung (PTBS) versteht man laut WHO eine tiefgreifende psychische Störung mit wiederholtem Erleben und sich aufdrängenden belastenden Erinnerungen (Intensionen) von dem traumatischen Erlebnis. Als weitere Symptome kommen Albträume, das Gefühl von Betäubtheit, emotionale Stumpfheit, vegetative Übererregtheit, Schreckhaftigkeit, Schlafstörung und Vermeidung von Situationen und Aktivitäten, die an das Trauma erinnern könnten, hinzu.

Häufig kommt es zu einer Latenz von Wochen bis Monaten. Die Störung kann Jahre andauern und dann mit einer Persönlichkeitsänderung (F62.0) einhergehen.

Im ICD-10 wird PTBS mit gleichzeitiger akuter Belastungsstörung und Anpassungsstörung als „Reaktionen auf schwere Belastungen und Anpassungsstörungen“ (F43.-) bezeichnet (Dilling H 2010).

Belastungen des täglichen Lebens und leichtere psychosoziale Belastungen können verschiedene psychische Störungen auslösen oder beeinflussen (Söllner W 2018).

Als Folge von PTBS kann es zu Missbrauch und Abhängigkeit von Medikamenten, Drogen oder Alkohol kommen. Zudem können Störungen der Persönlichkeit, somatoforme, psychotische und affektive Krankheiten auftreten, wodurch das berufliche und soziale Leben und weitere Funktionsbereiche stark beeinträchtigt sein können (Möller H-J 2015).

Im ICD-11, dem Nachfolger des ICD-10, wurde die komplexe posttraumatische Belastungsstörung aufgenommen. Dabei werden neben der Störung der Regulation der Emotionen, dem reduzierten Selbstwertgefühl und dem negativen Selbstbildnis zusätzlich Scham, Schuld, Versagen und Beziehungsprobleme benannt (WHO).

Die PTBS-Kriterien-5 sind in Tab. 1 aufgeführt.

Tab. 1 PTBS-Kriterien gemäß der 5. Aufl. des Diagnostischen und Statistischen Manuals Psychischer Störungen DSM-5. (Association AP) (Schellong J et al. 2019)

Kriterium	Beschreibung nach DSM-5*
A Traumatisches Ereignis	Die Person war mit einem der folgenden Ereignisse konfrontiert: Tod, tödlicher Bedrohung, schwerer Verletzung, angedrohter schwerer Verletzung, sexueller Gewalt, angedrohter sexueller Gewalt in mindestens einer Weise: 1. direkt 2. als Augenzeuge 3. indirekt (erfahren, dass naher Verwandter/Freund einem traumatischen Ereignis ausgesetzt war) 4. Konfrontation mit Details von traumatischen Ereignissen (z. B. als Ersthelfer …)
B Traumatisches Wiedererleben	Das traumatische Ereignis drängt sich wiederholt auf als: 1. unfreiwillige und belastende Erinnerung (Intrusion) 2. traumatischer Albtraum 3. dissoziative Reaktion (z. B. Flashback) 4. intensiver oder langanhaltender Stress nach Erinnerung an das Trauma oder 5. markante physiologische Reaktion nach Erinnerung an das Trauma
C Vermeiden	Anhaltendes starkes Vermeidungsverhalten von traumaassoziierten Reizen (Gedanken, Gefühle, externe Reize)
D Negative Veränderungen von Gedanken und Stimmung	Veränderte Gedanken oder Stimmung nach dem traumatischen Ereignis: 1. Unfähigkeit, sich an Details des Traumas zu erinnern 2. verzerrte Annahmen von sich selbst oder der Welt 3. verzerrte Vorwürfe an sich oder gegen andere (z. B. Schuldgefühle) 4. andauernde negative Emotionen (z. B. Angst, Wut, Schuld, Scham) 5. markant vermindertes Interesse an Tätigkeiten 6. das Gefühl, anderen fremd zu sein 7. eingeschränkter Affekt
E Veränderung in Erregung und Reaktionsfähigkeit	Veränderungen haben nach dem Trauma begonnen: 1. gereiztes oder aggressives Verhalten 2. selbstverletzendes Verhalten 3. erhöhte Vigilanz 4. übermäßige Schreckreaktion 5. Konzentrationsschwierigkeiten 6. Schlafstörungen
F Dauer	Das Störungsbild (Symptome B bis E) dauert länger als einen Monat

G Funktionelle Bedeutsamkeit	Das Störungsbild verursacht in klinisch bedeutsamer Weise Leiden oder Beeinträchtigungen in sozialen, beruflichen oder anderen wichtigen Funktionsbereichen
H Ausschluss	Die Symptome sind nicht die Folge von Medikamenten, Substanzeinnahme oder anderen Krankheiten

*Die Beschreibung der Kriterien wurde zur Übersicht in Teilen gekürzt

1.2.2 Aktuelle Therapie der PTBS

Nicht-medikamentöse Therapie

Entsprechend der S3-Leitlinie für PTBS soll jedem Patienten, der unter einer Traumafolgestörung leidet, eine auf Trauma fokussierte Psychotherapie mit Exposition ermöglicht werden (Schäfer I 2019), da sich herausstellte, dass diese den nicht auf Trauma fokussierten Ansätzen deutlich überlegen ist (Ehring T 2014). Hierzu zählen als Verfahren der ersten Wahl die traumafokussierte kognitive Verhaltenstherapie, EMDR (Eye Movement Desensitization and Reprocessing) sowie traumaadaptierte psychodynamische Verfahren. Als weitere Verfahren haben sich die „Psychodynamisch-imaginative Traumatherapie“ und die „Traumazentrierte Psychotherapie“ im klinischen Alltag bewährt (Reddemann L 2004). Allerdings ist die Studienlage nicht einheitlich und überzeugend, und die Studienergebnisse hängen in hohem Maße von der Ausbildung und Erfahrung der Therapeuten ab (Sack M 2008).

Insgesamt ist der „Markt der Traumatherapie“ schwer zu überblicken und in Gänze zu bewerten, da es wenige verlässliche Studienergebnisse und eine Vielzahl unterschiedlicher Traumatherapieformen gibt (nach seriösen Schätzungen mehr als 2000).

Medikamentöse Therapie

Die medikamentöse Therapie mit Psychopharmaka allein ist laut der aktuellen S3-Leitlinie nicht zu empfehlen. Sie kann allerdings unterstützend zur Kontrolle und Stabilisierung der Symptome und der damit verbundenen besseren Therapierbarkeit eingesetzt werden. Auch bei Ablehnung oder dissoziativen Symptomen können Psychopharmaka eingesetzt werden. Jedoch zeigt bei PTBS die psychotherapeutische Behandlung eine deutlich höhere Wirksamkeit (Van Etten ML 1989, Lee DJ 2016, van der Kolk 2007).

Zur medikamentösen Therapie sind nur die selektiven Serotonin-Wiederaufnahmehemmer wie z. B. Paroxetin zugelassen, da sie zur Verbesserung der PTBS-Symptome und der Lebensqualität führen (Ipser J 2006, Frommberger U

2014). Sprechen Patienten nicht auf SSRIs an, führen andere Medikamentenklassen wie Mirtazapin, Olanzapin und Risperidon teilweise zum Erfolg (Pae C-U 2008).

Trost – die Kunst, ihn zu spenden

„Trost“ wird in den älteren Generationen unseres Kulturkreises häufig gespendet, indem dem zu Tröstenden übertriebene Vorwürfe und Vorhaltungen für die emotionale Lage, in der er sich befindet, gemacht werden. Diese Haltung lässt sich häufig im öffentlichen Raum beobachten. Fällt beispielsweise ein Kind von der Schaukel und weint, wird es kurz gestreichelt und ihm gleichzeitig mitgeteilt, dass die Angelegenheit ja nicht so schlimm sei und dass der Schmerz gleich aufhöre.

Diese Vorgehensweise ist indessen in keinster Weise Trost; vielmehr handelt es sich bei diesem Verhalten um eine Abwertung oder auch Kränkung. Die Entwertung der Gefühle, das Vorwerfen der übertriebenen Weichheit und unsinnigen Gefühlsäußerung hat einen stark kränkenden Charakter.

Trost ist vor allem Aushalten-Können, ein Annehmen des verletzten oder belasteten Menschen, ein Begleiten und Da-Sein in schwierigen Situationen. Hier gilt die Devise: weniger ist mehr. Weniger Worte, weniger Abwertung und Entwertung, weniger Vorwurf. Dies bedeutet, den zu Tröstenden in den Arm zu nehmen, über den Rücken zu streicheln, die Hand zu halten und einfach da zu sein. Weniger Worte helfen viel, sowie das Spiegeln des Leides wie: „Ich verstehe, dass das für dich schlimm ist“. Auch das Aushalten-Können von Schweigen über mehrere Minuten spendet großen Trost, auch wenn es für den Tröstenden mitunter sehr belastend sein kann.

1.2.3 Neurobiologisches Grundlagenwissen

Um zu verstehen, wie psychische Traumata entstehen und wo man ansetzen könnte, um sie aufzulösen, sei im Folgenden auf die neurobiologischen Grundlagen eingegangen.

Bei psychischen Traumata spielen vor allem folgende Hirnstrukturen eine Rolle: Thalamus, Amygdala, Großhirn und Hippocampus. Der **Thalamus** hat die Funktion eines sog. „Kontrollzentrums“. Dieser filtert eingehende Informationen und leitet sie weiter in die **Amygdala** oder das Großhirn. Die Amygdala agiert hierbei wie eine Art „Feuermelder“, d. h. sie entscheidet, ob die jeweilige Situation wichtig oder unwichtig, gefährlich oder ungefährlich ist. Diese Entscheidung basiert auf Abspeichern und Erinnern von alten Gefahrenmustern.

Wenn eine Bedrohung registriert wird, werden „Notfallpläne" und damit das gesamte Stresssystem aktiviert. Infolgedessen mobilisiert der Körper alle Fähigkeiten wie Sympathikus, Adrenalin, Noradrenalin etc., die ihn sowohl zur Flucht als auch zum Angriff befähigen. Wird etwa ein Mensch in der Wildnis von einem Bären überfallen, schaltet er umgehend auf Notfallprogramm mit Flucht, Angriff oder Totstellen. Als Indikatoren für Gefahr werden Knacken im Gebüsch, dunkler Schatten, etwas Großes, Braunes, Haariges abgespeichert, das sich schnell auf den Menschen zubewegt.

Die hier abgespeicherte Information enthält keinen „Zeitstempel" und wird niemals vergessen. Wird später eines der Zeichen, das an diese Gefahr erinnert, wahrgenommen, wird durch die Amygdala Alarm ausgelöst. Hätte der Mensch allerdings die Gefahrenmuster vergessen, hätte er womöglich zu spät reagiert und wäre dem Bären zum Opfer gefallen.

Diese Funktionsweise der Amygdala ist von einer groben Wahrnehmungsart geprägt, so dass es häufig zu Fehlalarmen kommen kann. Hier wird das **Großhirn** aktiv, vor allem das Frontalhirn als sogenanntes Emotionskontrollzentrum (Medialer Präfrontaler Cortex für Emotionskontrolle und Dorsolateraler Präfrontaler Cortex [DLPFC] für Zeitkontrolle). Es reguliert das bei einem möglichen (Fehl-)Alarm entstehende Gefühl und reduziert den Stress.

Zusätzlich wird von der Amygdala der **Hippocampus** aktiviert. Dieser Gehirnbereich agiert wie ein „Buchhalter", der alle eingehenden Informationen nach Ort und Zeit klassifiziert und diese an das Großhirn weiterleitet. Dadurch wird eine bewusste Erinnerung in eine sogenannte explizite Erinnerung transformiert, die anschließend sowohl abrufbar als auch aktiv ist. In der logischen Konsequenz entsteht dann ein Trauma, wenn die aktuelle Situation ein früheres, traumatisierendes Ereignis abruft und in der Gegenwart erneut präsent werden lässt. Insbesondere steht dabei aufgrund von Hilflosigkeit keine Lösung zur Verfügung.

Erfolgt dieser nicht lösbare Vorgang zusätzlich in Verbindung mit extremem Stress, passieren alle Informationen ungefiltert den Thalamus und gelangen auf diese Weise in das Großhirn. Dasselbe ist beim Hippocampus zu beobachten, der seine Informationen nicht geordnet an das Langzeitgedächtnis weiterleiten kann. Auf diese Weise werden Informationen nicht als zusammenhängende Geschichte, sondern als Fragmente im Gehirn abgespeichert. Folglich ist auch keine geordnete, sondern nur eine fragmentierte Erinnerung abrufbar.

Zusätzlich ist das Emotionskontrollzentrum im Frontalhirn in seinen Funktionen reduziert, indem es Emotionen nicht unterdrücken kann. Das gestörte Zeitempfinden hat zur Folge, dass die traumatische Information nicht endet und auch längst vergangene Ereignisse sich anfühlen, als wären sie gestern geschehen. Durch Akupunktur der Punkte Gb 13–17 lässt sich diese emotionsverarbeitende Funktion wieder aktivieren.

Bei einer traumatisierenden Situation werden alle eingehenden Informationen als gefährlich eingestuft und zum Teil bruchstückhaft in der Amygdala abgespeichert. Zu diesen Fragmenten zählen beispielsweise Möbel, die während der Traumasituation vorhanden waren, nunmehr aber als gefährlich gewertet werden.

Aufgrund der gestörten Funktion des Thalamus und des Hippocampus erfolgt kein aktiver Zugriff mehr auf die teilweise lückenhaft abgespeicherten Informationen, so dass später auftretende Trigger nicht in Kontext zu dem Auslöser selbst gestellt werden können. Folglich werden die Notfallprogramme aktiviert, die im limbischen System abgespeichert sind. Im Falle einer hilflosen Ausweglosigkeit kommt es zum Erleben einer „eingefrorenen Hilflosigkeit", in Verbindung mit extremer Angst, also einer Schockstarre. Bei Exposition zu diesen Gefühlen reagieren Amygdala und Hypothalamus, das Kontrollzentrum des autonomen vegetativen Nervensystems, ähnlich wie bei dem Erleben der Situation selbst. Durch Akupunktur kann diese Erregung deutlich reduziert werden (Hui K 2010).

Eine andere Reaktionsmöglichkeit ist jene der Dissoziation. Hierbei kommt es zu einer gefühlslosen Beobachtung von außen, ohne vegetative Reaktion. Dies ist oft bei Menschen mit häufigem psychischem Missbrauch in der Kindheit der Fall. Bei Traumata werden unter Führung der Amygdala, die zwischen Vergangenheit und Gegenwart nicht unterscheiden kann, Notfall-Verhaltensweisen angestoßen, die normalerweise nur in akuten Situationen sinnvoll sind.

Sogenannte Flashbacks sind Erinnerungsblitze an das Trauma, die durch verschiedene Trigger ausgelöst werden können, die mit der traumatischen Situation assoziiert werden. Da sie die Patienten meist stark belasten, vermeiden die Betroffenen möglichst alle Flashback auslösenden Situationen.

Als Folge können bestimmte Hirnregionen, die sowohl für negative als auch für positive Körperempfindungen, wie beispielsweise Lust, Freude, Hunger oder Müdigkeit, zuständig sind, abgeschaltet werden. Um diese „Taubheit" zu überwinden, bedarf es starker Stimuli wie gefährlicher Sportarten, sexueller Reize oder Selbstverletzung. Der Verlust der Selbstkontrolle kann zu einer emotionalen Distanzierung führen.

Exkurs: Trauma-Verarbeitung

Die Verarbeitung von Traumata kann sowohl auf körperlicher Ebene als auch auf psychisch-mentaler Ebene geschehen. Allerdings ist die kombinierte Behandlung mit Integration beider Ebenen am wirksamsten. Auf mentaler Ebene bieten sich Trost und Mitgefühl, das Gewinnen von äußerer Sicherheit und Informieren über Trauma und Resilienz an. Eine weitere Lösungsmöglichkeit besteht in der Ausarbeitung einer zusammenhängenden

Geschichte mit Anfang und Ende. Diese Strategie wird beispielsweise im Rahmen Critical Incident Stress Management (CISM) bei Einsatzkräften verfolgt. Eine weitere Möglichkeit stellt die Kopplung von Angstauslösung und Entspannung dar. Indem sich der Patient im Entspannungszustand befindet und sich dabei an ein traumatisches Ereignis erinnert, kann die traumatische Erinnerung reduziert werden. Dies liegt an der Kopplung zwischen den beiden entgegengesetzten Reizen, dem angstauslösenden traumatischen Trigger und der Entspannung. Insbesondere durch die Konstitutionsbehandlung mit Akupunktur am Anfang der Therapie wird beim Patienten ein Entspannungszustand erreicht (Kap. 6.3.1).

Durch das Beseitigen der Amygdalareaktion auf Trigger wird einerseits die Funktion des Emotionskontrollzentrums wieder aktiviert und andererseits die Verbindung zwischen Reizen und der Aktivierung von Notfallprogrammen gelöst (Chopra D 2013, Levine P 2016).

1.2.4 Weitere Aspekte von psychischen Verletzungen

PTBS und seine gesellschaftliche Bedeutung

In Studien (Maercker A 2018) zeigten Entführung und Vergewaltigung die höchste Wahrscheinlichkeit für PTBS, während sexuelle Kindesmisshandlung und kindliche Vergewaltigung die höchste Gefahr für komplexe PTBS (kPTBS, siehe unten) zeigten. Bei Vertriebenen und Emigranten ließ sich im Vergleich zur Gesamtpopulation ein zusätzliches Risiko für PTBS und kPTBS feststellen.

Allerdings sind bezüglich der Inzidenz für PTBS keine einheitlichen Daten verfügbar. Dies ist auf den großen Unterschied zwischen den verschiedenen Traumaarten zurückzuführen. So liegt die Wahrscheinlichkeit für eine PTBS nach Vergewaltigung und sexuellem Missbrauch bei etwa 50–65 %, nach Verkehrsunfällen, Naturkatastrophen oder Unfällen und Gewalt als Zeuge beizuwohnen bei 2–15 % (Herrmann-Lingen CBU 2013). Die Inzidenz hängt allerdings stark vom Alter ab. So wurde bei Kindern nach Verkehrsunfällen eine Inzidenz der PTBS von 16–18 % gefunden (Landolt MA 2003).

Die Gesellschaft als Gesamtheit wie auch die ökonomischen Aspekte sollten hier beachtet werden, da neben hohen Behandlungskosten häufige Arbeitsunfähigkeit und Berentung auftreten. Des Weiteren kommt es im sozialen Umfeld häufig zu sekundären Traumatisierungen, die wiederum hohe soziale und ökonomische Folgekosten verursachen (Deutscher Bundestag WD 2016).

Leichte psychische Verletzungen und Kränkung

Alltägliche Belastungen und Ereignisse („life events“), die nicht in den diagnostischen Leitlinien genannt sind und keine Kriterien zur Auslösung einer PTBS darstellen, können vor allem nach längerer Dauer traumatisierend wirken. Obwohl sich daraus oft keine komplexe Traumafolgestörung wie eine PTBS entwickelt, können die körperliche Gesundheit und der psychische Zustand so stark beeinflusst werden, dass der Alltag, Beruf und das Privatleben stark beeinträchtigt werden.

Kränkungen können ebensolche Belastungen darstellen. Auf dieses Thema wird in Kap. 1.3 ausführlich eingegangen.

Misshandlungen in der Kindheit

„*Diese Beeinträchtigungen können durch konkrete Handlungen, etwa sexuellen Missbrauch und körperliche Misshandlung, oder durch Unterlassungen, vor allem emotionaler und physischer Natur, zustande kommen. Misshandlungen im engeren Sinne sind jene Fälle, in denen die Kinder körperlich verletzt werden, etwa durch Schläge, Stöße, Schütteln, Verbrennungen oder gar Stiche. […] Misshandlungen im weiteren Sinne, also auch solche emotionaler Natur, sind vielleicht weniger verpönt, werden aber häufiger praktiziert. Dazu gehören Bestrafung durch Liebesentzug, ständiges Schimpfen und sexuelle Schädigungen ohne direkten oder intensiven Körperkontakt, wie zum Beispiel gemeinsames Betrachten von Pornofilmen, Berühren der Brust eines Mädchens oder sexualisiertes Küssen. Psychische Misshandlungen bestehen ferner in allen Handlungen oder Unterlassungen der Erzieher, die die Kinder ängstigen, überfordern und ihnen das Gefühl der Wertlosigkeit vermitteln.*“ (Haller R 2019a, S. 162 f.)

Liebesentzug, auch Ostrazismus bezeichnet, mit seinen Spielarten Anschweigen, keines Blickes würdigen, auf Ansprachen nicht reagieren, aus der Gruppe bzw. Familie ausschließen und Ähnliches (Haller R 2021, S. 66), stellt eine weit verbreitete Form der nicht körperlichen Bestrafung dar. Auf den ersten Blick wirkt sie nicht schwer, stellt aber vor allem für Kinder, aber auch für Erwachsene eine starke psychische Belastung dar.

Anhand dieser Darstellungen lässt sich gut abschätzen, ob ein Patient in der Kindheit Misshandlungen erfahren hat. Diese haben so gut wie immer einen Einfluss auf die Resilienz des Erwachsenen und sind häufig die Grundlage für die Auswirkung von Traumata im Erwachsenenalter. Daher sollte gezielt danach gefragt und dies in der Therapie einzeln und in Verbindung mit dem Erwachsenentrauma behandelt werden.

Komplex traumatisierte Patienten

Eine komplexe posttraumatische Belastungsstörung (komplexe PTBS, kPTBS) als psychisches Krankheitsbild kann entstehen, wenn schwere und anhaltende (über Monate bis Jahre hinweg) und/oder wiederholte Traumatisierungen erlebt wurden. Diese können durch folgende Erfahrungen ausgelöst werden: Misshandlungen, sexueller Kindesmissbrauch, Kriegserfahrungen, Folter, Naturkatastrophen, existenzbedrohende Lebensereignisse, physische oder emotionale Vernachlässigung in der Kindheit, destruktive Beziehungen (Maercker A 2018, ICD-11).

Fehlt die Möglichkeit zur Flucht, kann sich dies erschwerend auswirken. Kommt es zu Wiederholungen der Traumatisierung, vertieft sich das Trauma und ist daher nur schwer behandelbar.

Solche Patienten mit der EX.TRACT-Methode zu behandeln, ist sicher weder Standard noch für ungeübte Therapeuten empfehlenswert. Die Behandlung ist daher nur im Verbund mit erfahrenen Psychiatern und Psychotherapeuten sinnvoll, in Form einer ergänzenden beziehungsweise begleitenden Maßnahme. Hier zeigt allerdings die Erfahrung, dass gute Erfolge erzielt werden können.

1.3 Kränkungen

1.3.1 Definition

Das Wort Kränkung kommt aus dem Mittelhochdeutschen und leitet sich aus zwei Wörtern ab. Das eine ist das mittelhochdeutsche „krenken", das so viel wie schwächen, mindern und erniedrigen bedeutet. Das zweite Wort, „kranc", bedeutet so viel wie schmal, gering, schwach. Unter Kränkungen versteht man die Verwundung der seelisch-psychischen Integrität, die Verletzung oder Missachtung der Ehre, der Werte, Ideale von persönlichen Gefühlen und Vorstellungen oder Religion. Gekränkte Personen fühlen sich bloßgestellt, entwertet, geringgeschätzt oder nicht beachtet mit der Reduktion und Beschädigung von Selbstachtung oder Selbstwert.

Eine allgemein gültige Definition von „Kränkungen" gibt es laut Haller nicht: *„Allerdings gibt es keine anerkannte wissenschaftliche Definition, trotzdem es sich bei Kränkungen um mehr als eine reine Emotion handelt"* (Haller R 2019a, S. 88).

Haller begreift Kränkungen als soziale Interaktion zwischen drei Polen: *„Vielmehr sind sie als soziale Interaktion zu verstehen, welche sich zwischen den drei Polen des Kränkungsabsenders (der kränkenden Person), des Kränkungsempfängers (der gekränkten Person) und des eigentlichen Inhalts der Kränkung, der sogenannten ‚Kränkungsbotschaft', abspielen"* (Haller R 2021, S. 175 f.).

Kränkungen und die damit verbundenen Entwertungen spielen für unser Selbstwertgefühl eine wichtige Rolle: *„[Sie] berühren direkt unser Selbstwert-*

gefühl, da wir uns nicht respektiert, wertgeschätzt, angenommen und verstanden fühlen. Kränkungen verletzen unser Gefühl, uns als ganz und kohärent zu erleben, Daraus resultiert eine tiefe Verunsicherung unserer Person, verbunden mit Gefühlen der Ohnmacht, Selbstzweifeln, Enttäuschung, Schmerz, Wut und Verachtung" (Wardetzki 2020a, S. 15 f.).

Kränkungen können weit über das Persönliche hinausreichende Folgen haben: *„Kränkungen sind eine völlig unterschätzte, nicht einmal mit einer medizinischen Diagnose oder einer wissenschaftlichen Definition gewürdigte psychologische Supermacht, welche seelische Verletzungen, schwere Krisen, zahlreiche psychische Störungen, Konflikte und Feindschaften, ja sogar Amokläufe und Kriege auslösen kann"* (Haller 2021, S. 173).

Kränkungen verlaufen häufig unbewusst und ohne Absicht. Jeder ist durch unterschiedliche Themen und Vorgeschichten, vorherige Abwertungen, Kränkungen und Verletzungen unterschiedlich kränkbar. Kurz gesagt, was den einen kränkt, ist dem anderen völlig egal. Kränkungen können und werden aber nicht nur unbewusst, sondern auch ganz gezielt eingesetzt, um seine eigenen Vorstellungen, Vorteile und Ziele durchzusetzen (Haller R 2018).

Werden Kränkungen durch körperliche Traumata hervorgerufen, ist entscheidend, wie diese zustande gekommen sind. Ist kein Schuldiger auszumachen, wie etwa bei einer Naturkatastrophe, ist die emotionale Verletzung deutlich geringer als bei von Menschen verursachten Traumata. Wird die Verletzung versehentlich zugefügt, ist ebenfalls die seelische Wunde deutlich geringer, als wenn die Verletzung und Gewalt bewusst, gezielt und mit Absicht zugefügt wurde. Hier ist das entscheidende Moment die Geringschätzung und Abwertung des Opfers: Das Opfer hat für den Täter so wenig Wert, dass ihm nach Belieben körperliche Gewalt zugefügt werden kann. Andererseits kann das Opfer durch die Verletzung und körperliche Gewalt gezielt und bewusst entwertet werden.

Von Narzissten wird die Gekränktheit, etwa durch Kritik, verwendet, um die Kränkung zum Vorwurf zu machen, wofür sich der andere entschuldigen und erniedrigen soll. Damit steht der Narzisst hierarchisch wieder über dem Kränkenden, und die Kritik wendet sich wiederum gegen den „bösen und schlechten" Kritiker.

1.3.2 Ursachen und Folgen von Kränkungen

Haller hat in einer Studie mit mehr als 500 Teilnehmern gezeigt, dass die schwersten Kränkungen durch Enttäuschung (66 %) und Ablehnung bzw. Zurückweisung (52 %) ausgelöst werden (Haller R 2018). Dahinter stehen meist nicht befriedigte Bedürfnisse bezüglich Selbstwert, deren sich die Betroffenen gar nicht bewusst sind.

„*Selbst wenn er mit dem Kränkenden nichts mehr zu tun hat, ist er innerlich noch mit ihm beschäftigt und das oft heftiger und länger, als ihm lieb ist. Die unerledigte Kränkungsreaktion bindet an ihn in einer unangenehmen und belastenden Weise.*“ (Wardetzki B 2020, S. 19 f.)

Hierzu benötigen sie therapeutische Hilfe, um diese Zusammenhänge erkennen zu können (Haller R 2018 und 2019). Jedoch gibt es derzeit keine anerkannte festgelegte Methode.

Das Ende einer Beziehung kann ebenfalls als starke Kränkung erlebt werden: „*‚Der gefährlichste Mann für eine Frau sei der Ehemann‘ und am allergefährlichsten werde er, wenn die Frau sich von ihm abwendet. Die Kränkung durch Verlassenwerden kann so tief gehen, dass die Rache mörderisch ausfällt*“ (Wardetzki B 2020, S. 20).

Jedoch kann sich die Gewalt auch nach innen richten, bewusst durch Selbstschädigung bis hin zu Suizid oder unbewusst durch Somatisation. Daher ist bei allen chronischen körperlichen Leiden immer die Frage nach Kränkungen wichtig und kann der Schlüssel dafür sein.

Nach der Erfahrung des Autors können Kränkungen eine ebenso traumatisierende Wirkung haben wie andere traumatische Ereignisse. Behandelt man das Kränkungstrauma in der gleichen Art und Weise wie mit der hier vorgestellten Methode, nimmt man dem Trauma wie der Kränkung die entsprechende Last, so dass bei Wiedererleben einer ähnlichen Situation deutlich weniger Emotionen ausgelöst werden können. Dies hat zur Folge, dass die Kränkbarkeit deutlich sinkt.

Beispiel

Als Beispiel sei eine etwa 50-jährige Landwirtin genannt, die in einen Hof einheiratete. Die Schwiegermutter hatte ein ähnlich kränkendes Verhalten, wie es die Patientin von ihrer eigenen Mutter über die gesamte Kindheit erfahren hatte. Nach der ersten Behandlung, in der die Mutter behandelt wurde, sank die Kränkbarkeit durch die Schwiegermutter bereits deutlich. Nach der zweiten Behandlung, in der das kränkende Verhalten der Schwiegermutter behandelt wurde, zeigte die Patientin auf deren fortgeführte Kränkungen kaum noch emotionale Reaktionen.

1.3.3 Posttraumatische Verbitterungsstörung

Die posttraumatische Verbitterungsstörung (Posttraumatic Embitterment Disorder, PTED) kann als Folge von schweren Kränkungen, Belastungen und Anpassungsstörungen auftreten (Dilling H 2010). Es wird von einer 2,5-prozentigen Prävalenz in der Allgemeinbevölkerung ausgegangen. Die PTED führt zu schwerwiegenden und ausgeprägten Beschwerden, die allerdings häufig schwer fassbar sind. Gefühle wie Ungerechtigkeit, Verbitterung und Wut herrschen vor (Linden M 2009), fallen aber häufig im klinischen Alltag primär nicht auf. Zudem zeigen diese Patienten eine resignativ-aggressiv-abwehrende Grundhaltung nicht nur im Alltag allgemein, sondern auch gegen therapeutische Angebote.

Die PTED führt nicht nur zu schwerem Leiden, sondern ist noch schwieriger zu behandeln als die PTBS. Linden entwickelte eine „Weisheitstherapie", eine Art der kognitiven Verhaltenstherapie, zur Distanzierung von den Kränkungen und zur Entwicklung neuer Lebensperspektiven (Baumann K 2008). Allerdings wird die Kränkung damit nicht auf emotionaler Ebene bearbeitet.

Aus neurobiologischer Sichtweise wird die im Unterbewusstsein abgespeicherte Grundlage nicht befriedet, so dass emotionale Reaktionen jederzeit auch durch banale Erlebnisse wieder getriggert werden können. Hier zeigt sich das gleiche Problem wie bei der PTBS: Ist das Trauma bzw. die Kränkung weiter in der Amygdala, dem Mandelkern des limbischen Systems, aktiv gespeichert, ist das Problem nicht gelöst.

Zudem sind die auf Verhaltenstherapie ausgelegten Therapieformen sehr zeitaufwendig und wenig verfügbar. Daher stellt die hier vorgestellte EX.TRACT-Methode eine mit wenigen Sitzungen zeit- und wirkeffektive Alternative dar.

1.4 Belastende Faktoren, die zu psychischen Verletzungen führen können

1.4.1 Schutzlosigkeit

Das Gefühl, einer Verletzung, Kränkung oder psychischen Belastungen schutzlos und ohne Rückhalt ausgeliefert zu sein, stellt einen weiteren Verstärker dar.

Beispiele

1. Ein 50-jähriger Patient, der unter einer Angststörung leidet, wurde als Kind von seiner Mutter vielfach körperlich misshandelt. Dies hatte eine starke Auswirkung auf die Psyche, Resilienz sowie die Ängstlichkeit. Für die Schwere der Symptome zeigt sich immer wieder, welchen Einfluss die Rahmenbedingungen und das Umfeld haben. So schaute der Vater stets weg und ließ die Mutter gewähren, gebot ihr keinen Einhalt. Damit fühlte sich der Patient dieser Misshandlung zusätzlich schutzlos ausgeliefert.
2. Ein 30-jähriger Patient wurde als Grundschüler gemobbt. Auch hier hatte das Verhalten des Umfeldes eine erschwerende Funktion. Der Lehrer und die anderen Mitschüler hatten stetig weggesehen und die Signale ignoriert. Als Folge kam das Gefühl von Schutzlosigkeit und Ausgeliefertsein auf.

1.4.2 Mobbing

Unter Mobbing versteht man psychische Gewalt durch das wiederholte und regelmäßige Schikanieren, Quälen, Kränken, soziale Isolieren und Ausschließen. Dabei kann es auch zu körperlichen Verletzungen kommen. Zur Anwendung kommen Demütigungen, die Verbreitung falscher Tatsachenbehauptungen, Zuweisung sinnloser Aufgaben und anderweitiger Machtmissbrauch, Gewaltandrohung, fortgesetzte, unangemessene Kritik an der Person oder ihrem Tun und vieles mehr.

Täter können Einzelpersonen oder ganze Gruppen sein, wie die eigene Familie, Peergroups, Vereine, Kollegen, Nachbarn oder Mitbewohner in Wohnsituationen wie Heimen, Gefängnissen, Internaten. Bei Handlungen im Internet spricht man vom Cyber-Mobbing (Wardetzki B 2020a).

Mobbing birgt insbesondere in wechselseitigen Gruppenprozessen eine komplexe Struktur (Wardetzki B 2020b). Dabei ist zu beobachten, dass Mobbinghandlungen häufig nicht direkt wahrnehmbaren Normen folgen. Eine Teilnahme am Mobbingprozess hat daher nicht nur eine Einflusswirkung auf das Gegenüber, sondern oft eine deutlich spürbare Wirkung auf den Teilnehmer selbst (vgl. Wechsel von primären auf sekundäre Kontrollstrategien und projektive Identifikation). An dieser Stelle wird auf die (sozial-)psychologische Natur der sog. Abwehrmechanismen verwiesen (König J 2012).

Mobbing kann seine starke Verletzung und ebensolche Wirkung vor allem dann entfalten, wenn es beim Gemobbten auf eine passende Vorgeschichte trifft. Häufig hat erfahrungsgemäß der Täter eine Ähnlichkeit zu einer dritten Person oder einer vergangenen, „separaten" Situation, die den Patienten früher oder in der Kindheit belastet hat. So hat beispielsweise der Vater dem Patienten bereits in der Kindheit ähnliche Strategien der Entwertung, Beleidigung oder Ausgrenzung angetan. Hat diese Vorerfahrung Ähnlichkeit mit der jetzigen Situation, fühlt sich der Patient in die Kindheit zurückversetzt und fühlt sich ähnlich wertlos und hilflos wie damals als Kind. Zudem zeigt er die gleichen Verhaltensmuster wie Angst, Wut oder Trauer.

1.4.3 Schwere Erkrankungen und medizinische Intensivbehandlung

Schwere Erkrankungen werden häufig von dem Gefühl der Lebensbedrohlichkeit begleitet. Dieses liegt in der Natur der schweren Erkrankung selbst. Werden Patienten im Rahmen der medizinischen Behandlung in einer Intensivstation behandelt, so wird ihnen die Schwere ihrer Erkrankung und die damit verbundene Gefahr nochmals verdeutlicht. Zudem leiden sie unter körperlichen Symptomen wie Atemnot, Schmerzen oder Übelkeit. Werden auch noch anstrengende und/oder schmerzhafte medizinische Interventionen durchgeführt, wie etwa das Legen von zentralen Venenkathetern oder maschineller Beatmung, so entsteht bei vielen Patienten eine posttraumatische Belastungsstörung.

So wurde bei 43,5 % der Patienten retrospektiv nach Entlassung von der Intensivstation das Vollbild einer PTBS gefunden. Nach acht Jahren zeigten immerhin 24 % das Vollbild, 18 % teilweise eine PTBS (Kapfhammer H-P et al. 2005).

1.4.4 Nahtoderlebnis

Erlebnisse von lebensbedrohlichem Ausmaß haben einen tiefgreifenden Effekt. Kann man sich an derartige Erlebnisse aufgrund von Bewusstlosigkeit nicht mehr erinnern, bedeutet es nicht, dass keine emotionalen Eindrücke und Erinnerungen vorhanden sind. Vielmehr kann davon ausgegangen werden, dass diese Erlebnisse, ähnlich wie Traumata vor dem 3. Lebensjahr, emotional abgespeichert sind und einen nachhaltigen Effekt auf die Psyche der Patienten haben.

Auf dieses Thema ist Pim van Lommel in seinem Buch „Endloses Bewusstsein" eingegangen. Hier beschreibt er die Ergebnisse der ersten prospektiven Studie zu Nahtoderlebnissen, die auch in dem wissenschaftlichen Journal „The Lancet" veröffentlicht wurde.

Sowohl nach Beatmung als auch nach Nahtoderlebnissen fehlt jegliche bewusste Erinnerung. Bedenkt man allerdings, wie viele unterbewusst abgespeicherte Erinnerungen bei Ungeborenen, Säuglingen und bis Dreijährigen relevant sind, wird deutlich, wie hoch das Potenzial von somatischen und unterbewussten Erinnerungen ist.

Das therapeutische Vorgehen ist hier ähnlich zu den Traumatisierungen vor Geburt und im Säuglingsalter. Dabei werden die Patienten angeleitet, sich die belastende Situation konstruiert vorzustellen. Sie berichten überwiegend, anschließend das Gefühl zu haben, dass eine Last von ihnen genommen sei oder dass sie weniger Angst hätten.

Dies ist zwar durch wissenschaftliche Studien nicht eindeutig belegt, zeigt sich aber in vielen therapeutischen Sitzungen als relevant, und die Behandlung verbessert das psychische Befinden beträchtlich.

1.4.5 Hochsensibilität

Hochsensibilität ist eine Charaktereigenschaft, die circa 20 % der Bevölkerung betrifft, männlich wie weiblich. Dies ist nicht zu verwechseln mit Introvertiertheit, Zurückhaltung oder starkem Schamgefühl und ist auf keinen Fall eine Krankheit.

Allerdings wird dieses Phänomen häufig übersehen oder als Depression oder sonstige psychische Krankheit fehlinterpretiert. Jedoch treten psychische Störungen und Krankheiten bei Menschen mit diesem Charakterzug deutlich häufiger auf, da sie empfindsamer sind und auf Außenreize wie etwa Lautstärke, Menschenmengen, grelles Licht, viele gleichzeitige Anforderungen, anstrengende und schwierige Menschen, Schlafmangel und fehlende Zeit zur Regeneration stärker reagieren. Zudem brauchen sie deutlich länger, um sich von stressigen oder belastenden Situationen zu erholen.

Zudem bewerten und ordnen sie potenziell belastende Situationen anders ein, da die erhöhte Wahrnehmung von Sinnesreizen zu einem erhöhten Eindruck führt. Daher ist die Wahrscheinlichkeit, als Hochsensibler psychisch belastet bis traumatisiert zu sein, deutlich höher als bei nicht Hochsensiblen (Marletta-Hart S 2019; Aron E 2011). Die Berücksichtigung der Hochsensibilität ist wichtig, und das therapeutische Vorgehen unterscheidet sich von dem bei anderen Menschen.

Die Abklärung auf Hochsensibilität vor der Behandlung ist auf jeden Fall sinnvoll. Hierzu hilft ein von Aron entwickelter Fragebogen, der im Internet zu finden ist.

1.5 Postpartale/postnatale Depression

1.5.1 Definition

Unter der postpartalen Depression (PPD) versteht man eine „psychische oder Verhaltensstörung im Wochenbett“ (Dilling H 2010). Als typische Symptome treten Angst vor Versagen, emotionale Ambivalenz, Traurigkeit, fehlendes Bindungsgefühl und Desinteresse bezüglich des Kindes (Brockington I 2004), Überforderung und vieles mehr auf. Sie kann sich bereits während der Schwangerschaft entwickeln (Dillingen H 2010) und ist nicht auf das Wochenbett begrenzt, sondern kann bis zu einem Jahr nach der Entbindung auftreten (Sauer B 1993). Als Folge können Kindestötung (Spinelli MG 2004), Entwicklungsstörungen (Murray L 2006) und eine spätere Depression beim Kind (Pawlby S 2008) auftreten.

Risikofaktoren sind Probleme einschließlich Beziehungsprobleme und psychische Vorerkrankungen der Eltern, schwierige soziale und sozioökonomische Verhältnisse. Auch können negative Erfahrungen aus vorangegangenen Schwangerschaften und Geburten aktiviert und getriggert werden und somit zu einer psychischen Belastung bis PPD führen (Brisch K-H 2013).

Die Erwartung der Gesellschaft, dass ein Kind das größte Glück bedeutet, über das man sich doch freuen muss, eigene Glaubenssätze und das Selbstverständnis als Frau, Schuldgefühle und körperliche Schmerzen während oder nach der Geburt können die Psyche zusätzlich belasten.

Lebensbedrohliche Situationen, die zum Teil einen notfallmäßigen Kaiserschnitt zur Rettung des Kindes erfordern, bedeuten für die Geburtshelfer großen Stress. Oft muss der Vater den Kreißsaal verlassen. Dies wird von der werdenden Mutter mit Hilflosigkeit, Angst oder Panik erlebt, die zu einer posttraumatischen Belastungsstörung führen kann (Brisch K-H 2013, S. 125).

Die Kinder dieser Patientinnen sind in den ersten Wochen nach der Geburt besonders verletzlich und anfällig für Störungen der Psyche der Eltern. Das kann die Eltern-Kind-Bindung und die kindliche Entwicklung beeinträchtigen (Brisch K-H 2013) und als Folge das Kindswohl gefährden (Sidebotham P 2006). Daher hat die Behandlung der Wöchnerinnen und deren Partner absolute Priorität.

Immerhin machten etwa ein Drittel der Frauen (je nach Studie, Studiensetting und Definition 9–50 %) bei der Geburt traumatische Erfahrungen, 10–15 % der Schwangeren und Wöchnerinnen sind von einer PPD betroffen (O'Hara MW 2009, Halbreich U 2006, Paulson JF 2010, Brisch K-H 2013), etwa 12 % von posttraumatischem Stress und 1,3–5 % von einer posttraumatischen Belastungsstörung (Weidner K 2023). Jedoch sind die Zahlen sehr uneinheitlich, so dass je nach Art der Studie, dem Beurteilungsinstrument etc. Werte zwischen 0 % und 60 % gemessen werden (Halbreich U 2006). Für Deutschland gibt es nur wenige Studien, wobei in einer Stichprobenuntersuchung 3,6 % von 722 Müttern eine PPD aufwiesen (v. Ballestrem C-L 2005).

Aktuell werden Medikamente wie SSRI und Psychotherapie wie etwa die Verhaltenstherapie angewandt, wobei die Kombination am wirksamsten zu sein scheint (Sonnenmoser M 2007).

Hatte die werdende Mutter bereits eine traumatische Erfahrung in Zusammenhang mit einer vorherigen Schwangerschaft oder Geburt, ist die übliche Meinung, dass ein unproblematischer Verlauf von Schwangerschaft und Geburt die negativen Vorerfahrungen „löschen" kann. Die Erfahrung zeigt aber, dass auch das Gegenteil der Fall sein kann, also eine Retraumatisierung und übermäßige Belastung (Brisch K-H 2013, S. 37).

Man sollte aber auf keinen Fall übersehen, dass die ambulanten Einflussmöglichkeiten sowohl der EX.TRACT-Methode als auch anderer psychotherapeutischer Verfahren begrenzt sind. Daher ist, vor allem, wenn psychotische Komponenten wie wahnhaftes Erleben oder Selbst- und Fremdgefährdung auftreten, eine stationäre Behandlung unumgänglich und möglichst rasch einzuleiten (Brisch K-H 2013, S. 108 f.).

1.5.2 Bindung zwischen Eltern und Kind

Aus der Erfahrung des Autors zeigt sich, dass der überwiegende Teil der Patientinnen mit PPD traumatische Erlebnisse rund um die Geburt und das Wochenbett erlebt hat. Dies kann von dem Geburtsvorgang an sich herrühren, der als äußerst schmerzhaft wahrgenommen wurde, von einer lebensbedrohlichen Situation für das Kind oder die Mutter, einer akuten Trennung vom Kind nach der Geburt aufgrund medizinischer Notwendigkeiten bei Kind oder Mutter oder der schwächebedingten Unfähigkeit, sich um das Kind kümmern zu können. Auch der intensivmedizinische Aufenthalt des Kindes wird häufig als sehr belastend empfunden, vor allem wenn er mit einer Trennung von der Mutter verbunden ist.

Für die Bindung zwischen Mutter, Vater und Kind ist diese Zeit nach der Geburt äußerst wichtig, was sich auch mit den Angaben aus der Literatur deckt. Eltern und Kind sollen so selten und kurz wie möglich getrennt werden, um die Entwicklung einer guten Bindung nicht zu unterbrechen. Es gibt sogar Forscher wie Wulf Schiefenhövel, die davon ausgehen, dass *„die postpartale Depression in dem hohen Ausmaß, wie sie in westlichen Kulturen vorkommt, womöglich ein vorwiegend kulturspezifisches Phänomen ist, das auf die Trennung von Mutter und Kind zurückzuführen sein könnte"* (Brisch K-H 2013, S. 119).

Entsprechend soll diesen Patientinnen, die oben genannte Situationen von Trennung oder etwas Traumatisches erlebt haben, unbedingt eine psychotherapeutische Begleitung ermöglicht werden (Brisch K-H 2013, S. 24 und S. 115 f.). Dabei sind auch alte Vorerfahrungen mit einzubeziehen, die durch negative Erlebnisse um die Geburt aktiviert werden können bzw. das Genesen von einer PPD deutlich verzögern können.

Wird die Mutter erfolgreich behandelt, hat dies immer auch einen Effekt auf das Kind und die Familie. Als Folge einer Therapie können Mütter *„unmittelbar feinfühliger und reflektierter sowie differenzierter mit ihrem Baby umgehen; sie projizieren dann weniger von ihren eigenen Anteilen auf das Baby bzw. übertragen auf es weniger – durch entsprechende projektive Mechanismen – ihren eigenen Stress und die eigenen Ängste, z.B. Aggressionen oder Gefühle der Bedürftigkeit und bestimmte Erwartungen"* (Brisch K-H 2013, S. 24 f.).

Ein weiterer Aspekt für die gestörte Bindung zwischen Mutter und Kind ist mögliche Angst der Mutter vor einer Behinderung des Kindes, die bereits die pränatale Bindung stören kann (Brisch K-H 2013, S. 32). Dies würde für eine therapeutische Intervention bereits vor der Geburt sprechen, die mit EX.TRACT zu jedem Zeitpunkt der Schwangerschaft möglich ist.

Der soziale Kontext im familiären Beziehungsgeflecht hat ebenfalls Einfluss auf das Bindungsverhalten. Besteht ein belastetes und konfliktreiches Verhältnis zu den Eltern der Mutter oder dem Vater, hat dies einen negativen Einfluss auf die Bindung. Hat das Paar zudem wenige stabile soziale Bindungen zu Freunden oder weiteren Verwandten, die unterstützen, wird die Situation noch schwieriger.

1.5.3 Abgang, Fehl- und Totgeburt

Nicht nur der Tod eines Kindes nach der Geburt, sondern auch ein vorzeitiges Ende der Schwangerschaft mit Tod des Embryos stellt für Eltern eine außerordentliche Belastung dar, die zu einer posttraumatischen Belastungsstörung mit all ihren Symptomen sowohl bei der Mutter als auch – wenn auch seltener – beim Vater führen kann. Je enger die Bindung schon fortgeschritten war, desto stärker die Traumatisierung (Brisch K-H 2013, S. 95).

Kommt es vor der Geburt zum Tod des Embryos, ist die Belastung für die Mutter im Allgemeinen deutlich höher als für den Vater. Schließlich hat der Vater in der Schwangerschaft von dem werdenden Kind wenig direkt mitbekommen. Anders ist es für die Mutter, in deren Bauch das Kind herangereift ist und die bereits früh eine enge Bindung zum werdenden Kind aufbaut. Dies führt in der Folge häufig zu sehr unterschiedlichen Wahrnehmungen zwischen den Eltern mit entsprechenden Schwierigkeiten in der Beziehung. Hier ist eine gemeinsame Aufarbeitung mit beiden Elternteilen zusammen und einzeln sinnvoll.

Wird das Kind lebend geboren und kämpft danach vergebens ums Überleben, ist die Zeit zwischen Hoffen und Bangen mit dem Tod als Folge für die Eltern mit sehr großem Stress verbunden (Brisch K-H 2013, S. 90 f.).

All diese Situationen bedeuten für die Mütter eine so starke Belastung, dass sie häufig versuchen, unter allen Umständen eine weitere Schwangerschaft zu vermeiden. Kommt es doch dazu, so ist die Schwangerschaft häufig sehr stark von Angst überschattet.

1.5.4 Abgrenzung Baby Blues, postpartale Depression und Psychose

Unter Baby Blues versteht man ein vorübergehendes postpartales Stimmungstief, während man bei stärkeren Beschwerden und längerer Dauer von einer postpartalen Depression spricht. Baby Blues und postpartale Depression führen zwar nur selten zur akuten Gefährdung des Kindeswohls, und die potenziell gefährlichere postpartale Psychose tritt nur selten auf. Dennoch ist es wichtig, die Unterscheidung zu kennen und die Hinweise klar definieren zu können, da das Vorgehen sich deutlich unterscheidet. Die postpartale Psychose ist eine für die Patientin und das Kind gefährliche Diagnose, die einer akuten stationären psychiatrischen Behandlung bedarf.

Die Unterschiede zwischen Baby Blues, postpartaler Depression und postpartaler Psychose sind in Tab. 2 aufgeführt.

Tab. 2 Abgrenzung Baby Blues, postpartale Depression und postpartale Psychose

Baby Blues	Postpartale Depression	Postpartale Psychose
• Affektive Labilität • Erhöhte Empfindlichkeit • Rascher Wechsel Euphorie – Weinen • Beginn: etwa 3.–5. Tag post partum	• Gesamtes Spektrum depressiver Symptome • Schlaf- und Konzentrationsstörungen • Stark und häufig wechselnde Emotionen, negative Gedanken, Sorgen und Ängste • Zum Teil mit Zwangssymptomen, Panikattacken • Körperliche Symptome • Lebensmüde Gedanken bis hin zu manifester Suizidalität • Dauer: > 2 Wochen	• Risiken: Vorgeschichte eigen und familiär, bipolar oder Psychose • Beginn zu 75 % in ersten 2 Wochen post partum • Mögliche Störungen: bipolare affektive Störung (manisch, Wutausbrüche), schizoaffektive Symptome, Antriebssteigerung, Erregung, Bedrohungsgefühl, desorganisiertes Verhalten • Verlust der Verbindung zur Realität, paranoide Fantasien • Wahnsymptome • Halluzinationen: meist akustisch, imperative Stimmen • Suizidalität: selbst, erweitert, das Kind

1.5.5 Väter und die Geburt

An dieser Stelle sei auch auf die Väter hingewiesen: Sie sind die am häufigsten vergessenen Teilnehmer an der Geburt. Sie stehen daneben, können nichts tun, wären aber gerne aktiv. Zudem geht es um das Leben der geliebten Frau und des gemeinsamen neugeborenen Kindes. Somit sind sie in einer extremen Gefahrensituation zum Nichtstun und Zuschauen verurteilt, obwohl sie doch aufgrund der Situation und Persönlichkeit lieber aktiv eingreifen würden.

Risiko für eine psychische Belastung können, wie bei den Müttern, negative Vorerfahrungen wie Missbrauch, häusliche Gewalt, psychische Erkrankungen oder Traumata sein. Handelt es sich um eine ungewollte Schwangerschaft oder gab es Schwangerschaftskomplikationen, steigt das Risiko. Zudem kann der soziale Kontext belasten, wie Stress in der Arbeitsstätte, der Spagat zwischen den Arbeits- und Familienpflichten sowie das Rollen- und Kulturverständnis (Garthus-Niegel S 2023).

Es ist immer sinnvoll, nach dem Befinden der Väter bezüglich der Geburt zu fragen, da viele Väter durch die Erlebnisse gestresst oder verängstigt sind (Brisch K-H 2013, S. 114, Dorsch VM 2016). Sie sind sich häufig ihrer Belastung bis zum Zeitpunkt der Befragung gar nicht bewusst und reagieren auf eine Behandlung mit großer Erleichterung und Entlastung.

1.6 Traumata von Zeugung über Geburt bis zum 3. Lebensjahr

Die psychische Prägung und Entwicklung des Menschen, wie wir sie kennen, beginnt nicht erst mit unserer bewussten Erinnerung im 3. Lebensjahr, sondern weit früher. Daher sind bedrohliche und belastende Erlebnisse in den ersten drei Lebensjahren, aber auch in der Zeit vor und während der Geburt für die Entwicklung der Psyche zuweilen sehr entscheidend. Insbesondere hinsichtlich der Stressresistenz, Resilienz sowie des Umgangs mit angsteinflößenden Situationen ist diese Lebensphase von wesentlicher Bedeutung.

So konnte nachgewiesen werden, dass die Herzfrequenz eines noch ungeborenen Fötus einer Raucherin bereits mit der Planung des Rauchens einer Zigarette schlagartig anstieg. Daher kann davon ausgegangen werden, dass die Gedanken der Mutter in irgendeiner Weise erstens vom Fötus wahrgenommen und zweitens mit einer vegetativen und messbaren Reaktion beantwortet werden.

In einer anderen Studie an Dreijährigen aus dem Jahre 2004 wurden Mütter untersucht, die sich zum Zeitpunkt des 9/11-Anschlags in New York im Bereich des Ground Zero befanden und mit den untersuchten Kindern zu diesem Zeitpunkt schwanger waren. Dadurch waren Mütter während der Schwangerschaft einer lebensbedrohlichen Situation, zum Teil mit Todesangst, ausgesetzt. In unbekannter Weise schien sich die Todesangst und der damit verbundene Stress der Mutter in Form einer veränderten Stressreaktion auf den Fötus übertragen zu haben. Drei Jahre später war bei diesen Kleinkindern im Vergleich zu einem Kontrollkollektiv ein deutlich erhöhter Spiegel an Stresshormonen im Blut nachweisbar.

Stanislaw Grov und Renata Jost konnten ebenfalls nachweisen, dass vorgeburtliche Traumata einen wesentlichen Einfluss auf die Entwicklung der Psyche haben. In diesem Sinne wird auf eine alte Grundregel aus dem Türkischen verwiesen, die es auch in China gibt: Eine schwangere Frau darf in keiner Weise psychisch belastet werden.

Aufgrund der beispielhaften Erhebungen, aber auch der Erfahrung kann man davon ausgehen, dass Ereignisse, die schwangere Mütter belasten, einen direkten Einfluss auf die Psyche des werdenden Kindes haben. Daher ist es naheliegend und folgerichtig, Ereignisse von der Zeugung bis zum 3. Lebensjahr ebenfalls abzufragen und in die Therapie mit einzubeziehen.

Hierzu zählen beispielsweise nachfolgende Ereignisse während der Schwangerschaft:

- Zeugung des Kindes durch Vergewaltigung der Mutter
- Schwerer Verlust von nahestehenden Menschen, wie der Tod eines Elternteils oder Partners der Mutter
- Trennung vom Partner bzw. Vater des werdenden Kindes
- Schwere Erkrankung mit lebensbedrohlicher Situation für die Mutter
- Geplante Abtreibung, die entweder von der Mutter initiiert oder von den Verwandten oder dem Partner gefordert wurde
- Drohender Abgang
- Große finanzielle oder materielle Sorgen innerhalb der Familie
- Gewalterfahrung und lebensbedrohliche Situationen wie Gewalt durch den Partner, Kriegserlebnisse etc.

Die hier genannten Ereignisse können aber auch bei der Mutter eine postpartale Depression bis hin zur PTBS auslösen.

Die Behandlung mit detailliertem Ablauf wird in Kap. 6 beschrieben.

1.6.1 Vorgeburtliche Traumata

In der Zeit vor der Geburt verarbeitet das Gehirn Information laut- und bildlos, also ohne Bilder, Töne, Worte, Gefühle, Vorstellungen oder Erinnerungen. Es bilden sich die Steuerung der lebenserhaltenden Funktionen wie Kontrolle des Vegetativums, Sympathikus und Parasympathikus sowie der Körperorgane (Herz, Lunge, Leber, Darm) heraus. Es entwickeln sich die biologischen Grundbedürfnisse und deren Stillen sowie psychische Grundaffekte wie Durst, Schlaf, Sex, Wut, Angst, Flucht und Angriff. Zu dieser Zeit wird auch das Temperament festgelegt (Roth G 2021).

Die Vorstellung von traumatischen Ereignissen aus dieser Zeit führt bei betroffenen Patienten regelmäßig zu einer starken und ausgeprägten Gefühlsreaktion. Diese wird dann nach dem üblichen Protokoll behandelt (Kap. 6.3). Auch wenn sich die Patienten an diese Ereignisse nicht aktiv erinnern können, so sind diese doch fest in ihrem Unbewussten abgespeichert. Die Patienten berichten nach einer derartigen Behandlung aufgrund der bislang vorgestellten Ergebnisse überwiegend von einer deutlichen Besserung und Stabilisierung ihres emotionalen Zustandes.

1.6.2 Lost/vanishing Twin Syndrome – Tod eines Zwillings

„Laut embryologischer Forschung führen ungefähr 30 Prozent aller Zeugungen am Anfang zu Zwillings- oder Mehrfachbefruchtungen. Die Amerikanerin Elizabeth Noble, eine führende Kapazität auf dem Gebiet der vorgeburtlichen Psychologie, geht in ihrem Buch Having Twins *davon aus, dass der Anteil von zwei oder mehr befruchteten Eizellen zu Beginn der Schwangerschaft zwischen 30 und 80 Prozent liegt. Geboren werden jedoch höchstens etwa drei bis fünf Prozent Zwillinge oder Mehrlinge. Selbst wenn das Phänomen des verlorenen Zwillings ‚nur' 20 Prozent der Schwangerschaften betreffen würde, wäre bereits jeder Fünfte von uns nicht allein im Mutterleib gewesen."* (Steinmann E 2021, S. 13)

Der Tod eines Zwillingsgeschwisterteils kann zur Folge haben, dass die Kinder bis ins hohe Erwachsenenalter emotionale Störungen erleben. So verspüren diese Menschen etwa den Drang zur steten Suche, innere Unruhe und Anspannung und das Gefühl, nicht „ganz zu sein" (Steinmann E 2021). Dieses Phänomen, das mitunter als „Lost/vanishing Twin Syndrome" bezeichnet wird, ist in der Berufspraxis häufig anzutreffen. Dessen Behandlung führt bei den Patienten zu einer deutlichen Entlastung und innerlichen Beruhigung. Daher ist die Notwendigkeit der Behandlung hierbei gegeben und wird gleichermaßen empfohlen (die Behandlung wird ausführlich in Kap. 6 beschrieben). Als Folge der Behandlung entsteht häufig eine deutliche Entspannung, ein Gefühl, von einer Last befreit zu sein.

Eine Besonderheit des „Lost/vanishing Twin Syndrome" stellt die Reproduktionsmedizin dar: *„Um die Chance einer Schwangerschaft zu erhöhen, lassen die Fortpflanzungsmediziner vor der künstlichen Befruchtung durch Hormonzugabe mehrere Eizellen heranreifen oder setzen bei einer künstlichen Befruchtung bis zu drei Embryonen in die Gebärmutter ein. Wenn sich alle einnisten und vielleicht noch teilen, werden die Eltern vor eine Entscheidung gestellt, die eigentlich niemand treffen kann: die Entscheidung einen Teil ihrer Kinder zu töten, damit die anderen eine Überlebenschance haben. Der Arzt durchsticht dazu die Bauchdecke der Schwangeren mit einer langen Nadel und sucht mittels UI-Ultraschallbild das schlagende*

Herz eines Fötus. Dann spritzt er eine Kaliumchloridlösung ein. Kurz danach hört das Herz auf zu schlagen. Wie mögen sich diese Eltern fühlen, wo sie sich gleichzeitig über die Erfüllung ihres lang ersehnten Kinderwunsches freuen sollten? Und wie geht es dem oder den Überlebenden, wenn sie in einem Klima von Tod heranwachsen? Welche Auswirkungen mag es auf deren Psyche haben, wenn sie ihr Leben dem ‚Glück' verdanken, nicht am Platz des Geschwisters, in der Nähe der eindringenden Nadel, gewesen zu sein?" (Steinmann E 2021, S. 27).

1.6.3 Erlebnisse um die Geburt

Folgende Erlebnisse um die Geburt können sich auf die Patienten negativ auswirken:

- Nabelschnur bei Geburt um den Hals, mit Atemnot, dem Gefühl von Ersticken. Hier ist therapeutisch der Vergleich sinnvoll, als Kind oder Jugendlicher im Schwimmbad untergetaucht zu werden.
- Geburt mit Saugglocke oder sonstiger starker physischer Kraft bis Gewalt bei der Geburt
- Starke emotionale und körperliche Belastung für die Mutter während der Geburt
- Einsamkeit und Alleinsein der Mutter während der Geburt, beispielsweise eine durch die COVID-19-Pandemie bedingte Isolation
- Lebensbedrohliche Situation für die Mutter oder das Kind
- Notkaiserschnitt
- Das Entfernen des Kindes von der Mutter direkt nach der Geburt aufgrund einer lebensbedrohlichen Situation bei Mutter oder Kind mit dem damit gestörten Bonding (Brisch K-H 2013)
- Kränkung der Mutter oder der Eltern während der Geburt durch das geburtshelfende Personal

Bei einer Traumatisierung nach der Geburt kann ähnlich vorgegangen werden wie bei vorgeburtlichen traumatischen Erlebnissen (Kap. 6.5.1).

1.6.4 Traumata in den ersten drei Lebensjahren

Belastende Ereignisse, die in den ersten drei Lebensjahren eines Menschen stattfinden, sind im Allgemeinen weder erinnerlich noch bewusst abrufbar. Trotzdem haben sie einen deutlichen Einfluss auf das Unterbewusste sowie die Entwicklung der Psyche, der Resilienz und des Umgangs mit belastenden

Situationen. Schließlich werden in dieser Zeit die Grundlagen für die sozialen Interaktionen auf unterbewusster Ebene herausgebildet, wie sich Anlächeln, Liebkosen und Laute geben, die nonverbale Kommunikation, wie Gestik und Mimik, Prosodie. Es bilden sich das unbewusste Erfahrungsgedächtnis und das natürliche Belohnungs- und Motivationssystem. Als Folge entwickeln sich die Gefühlswelt, Persönlichkeit, Selbstbild und -vertrauen, Empathie und Feinfühligkeit (Roth G 2021). In dieser Zeit wird übrigens auch schon die Grundlage für den Narzissmus gelegt.

Nicht nur Misshandlungen und sexuelle Übergriffe können eine deutliche Auswirkung haben, sondern auch schwere Krankheiten, Verletzungen, Unfälle und medizinische Eingriffe. Besonders bei Patienten, die vor ca. 1975 geboren sind, können Krankenhausaufenthalte traumatisierend gewirkt haben. Schließlich war es bis dahin üblich, dass Kinder – vor allem im jüngeren Alter – von ihren Eltern getrennt wurden und sie ihre Eltern zum Teil über Wochen nicht sehen durften.

Hintergrund waren Beobachtungen, dass Kinder nach einem kurzen Besuch der Eltern häufig unruhig und traurig waren, während diese bei elterlichem Fernbleiben ruhiger und weniger psychisch belastet erschienen. Daher wurde der Kontakt zu den Eltern in bester Absicht unterbunden. Dass dies auf einem eklatanten Missverständnis der kindlichen Psyche beruhte, ist inzwischen hinlänglich bekannt. Aufgrund der schweren Schadwirkung ist – wie im Anamnesebogen abgefragt – eine Nachfrage immer sinnvoll.

Ein weiteres traumatisches Erleben könnte sich für Patienten ergeben haben, die vor 1970 operiert wurden. Die Ärzte der damaligen Zeit waren der Überzeugung, dass Kinder vor dem 1. Lebensjahr keine Gefühle haben, das Gehirn noch unausgereift ist und sie daher so gut wie kein Schmerzempfinden haben. Entsprechend wurde weitgehend auf Schmerzmittel verzichtet, und die Kinder wurden nur narkotisiert und paralysiert. Hierdurch entstand extremer schmerzbedingter Stress für die kleinen Patienten, dessen man sich erst später bewusst wurde (Steinmann E 2021).

Die Behandlung bei diesen Erlebnissen verläuft ebenso wie bei Traumata vor und während der Geburt (Kap. 6.5.1).

2 Gefühle

Bei der Traumaexposition werden ggf. Gefühle hervorgerufen, die mittels Akupunkturbehandlung neutralisiert werden können. Die Behandlung basiert auf den vier unangenehmen Grundgefühlen **Angst, Wut/Ärger, Trauer** sowie **Ekel.** Als einziges positives Grundgefühl zählt die Freude. Alle übrigen Gefühle lassen sich auf diese Grundgefühle reduzieren beziehungsweise zu diesen elementaren Gefühlen zusammenfassen. Dies ist deshalb wichtig, da die einzelnen Grund- oder basalen Gefühle in der chinesischen Medizin den dazugehörenden Organen und damit Meridianen zugeordnet sind (Tab. 3).

Tab. 3 Zuordnung der Grundgefühle zu Organen/Meridianen

Grundgefühle	Organ-/Meridianzugehörigkeit
Angst	Niere, Blase
Wut/Ärger	Leber, Gallenblase
Trauer	Lunge, Dickdarm
Ekel	Milz, Magen

Dies wird auch hierzulande bei Sprichwörtern des Volksmundes sehr deutlich: So läuft einem, der verärgert ist, „eine Laus über die Leber", oder seine „Galle schäumt über". Die Angst geht einem an die Nieren. Die Trauer liegt als Last auf der Brust. Ekel reizt einen zum Erbrechen, betrifft also den Magen.

Differenziertere Gefühle lassen sich auf die Grundgefühle reduzieren, so dass sie den passenden Meridianen mit entsprechenden Punkten zugeordnet werden können.

Das Benennen der Gefühle kann für Patienten mitunter schwierig sein. So sind Begriffe wie Wut, Trauer oder Angst entweder nicht einzuordnen oder gesellschaftlich geächtet und mit Scham besetzt. Daher ist die Benennung am besten an den Sprachstil des Patienten anzupassen. So kann Wut als „nervig" bezeichnet werden, Angst als „Sorge", Trauer als „schade". Gerade bei Kindern und Jugendlichen ist diese Nomenklatur sehr hilfreich.

Bei vielen der Gefühle, die wir kennen, ist uns gar nicht bewusst, auf welche Grundgefühle sie reduziert beziehungsweise zusammengefasst werden können. Daher werden im Nachfolgenden einige dieser Gefühle beschrieben.

Bezüglich der Gefühle und der untergeordneten Sekundärgefühle sei auch auf Tab. 5 in Kap. 6.3.3 verwiesen.

2

2.1 Die vier Grundgefühle

2.1.1 Angst

Angst ist ein unlustbetontes Gefühl der Besorgnis aufgrund einer erwarteten oder unerwarteten gefährlichen und bedrohlichen Situation. Sie kann die körperliche Unversehrtheit, Selbstachtung oder das Selbstbild betreffen.

Ängste sind uns angeboren und in unserer menschlichen Entwicklung absolut notwendig. Ohne sie können wir in gefährlichen Situationen nur schwer angemessen reagieren. Sie dienen der Absicherung vor einer Bedrohung und damit dem Selbsterhalt. In dem Maße, wie sie imstande sind, uns zu schützen, können sie auch Patienten in ihrer Entwicklung und Menschwerdung behindern, denn Ängste haben die unschöne Eigenschaft, sich auszubreiten und zu wuchern, wenn sie nicht hinterfragt, ihnen nichts entgegengestellt wird.

Dabei ist es für die Behandlung ohne Belang, welche Grundformen der Angst vorliegen. Vielmehr ist es wichtig, die Ursache für die Angst zu finden und zu behandeln. Kinder sind sich der Angst als solcher bei der Behandlung mitunter nicht bewusst. Hier hat sich bewährt, sie zu umschreiben: Es fühlt sich schlecht, unangenehm oder beunruhigend an.

Im Folgenden werden einige Unterformen der Angst beschrieben:

Sorge: Die Sorge ist eine Unterform der Angst und damit als solche zu behandeln. Hier kann erfahrungsgemäß mit Herz- wie mit Nierenpunkten behandelt werden.

Panik, Erschrecken: Panik ist ein Gefühl intensiver Angst, die aufgrund einer tatsächlichen oder angenommenen Bedrohung entsteht. Dabei kann es auch zu einer vegetativen, körperlichen und psychischen Stressreaktion des Organismus kommen.

Scham und Peinlichkeit: Dieses Gefühl entspricht der Angst, nicht anerkannt zu sein, gesellschaftlichen Erwartungen nicht zu entsprechen und letzten Endes aus der Gesellschaft ausgeschlossen zu werden; d. h. es handelt sich um die Angst vor sozialer Verbannung aus der Gruppe. Das Ausstoßen aus der schützenden Gruppe bedeutete in früheren Zeiten einer feindlichen Umwelt eine hohe Gefahr, die den sicheren Tod bedeutete. Das Gefühl der Peinlichkeit ist der Scham verwandt.

Schuldgefühle: Auch dieses Gefühl basiert auf der Angst, den Erwartungen des Umfeldes nicht zu entsprechen, mit ähnlichen Konsequenzen, die bereits bei der Scham benannt wurden.

Schutzlosigkeit, Ausgeliefertsein: Das Gefühl, schutzlos zu sein, kann stark verletzend wirken. Dies bedeutet: „Es steht niemand hinter mir". Ist man einem schwierigen Konflikt oder einer Situation schutzlos ausgesetzt, erhöht dies die gefühlte Bedrohlichkeit beträchtlich. In der Behandlung ist es folglich wichtig, nicht nur das traumatische Ereignis an sich zu behandeln, sondern auch die verletzende Reaktion des Umfeldes in einer separaten Behandlungssequenz zu beleuchten.

Ratlosigkeit/Hilflosigkeit: Hilflosigkeit ist im erweiterten Sinne ein Gefühl der Angst. Im konkreten Sinne ist damit ein Gefühl beschrieben, ausgeliefert zu sein, sich nicht helfen zu können, Dinge nicht im Griff zu haben, von anderen gesteuert, überrannt oder bestimmt zu werden und dadurch seine Autonomie zu verlieren. Das Gefühl des Ausgeliefert- und Schutzlosseins ist diesem sehr ähnlich und gleich zu behandeln. Die Behandlung erfolgt mittels der Stimulation von Nierenpunkten. Da die Niere nicht nur gegen die Angst wirkt, sondern auch die Grundenergie und die Aktivität derselben steigert, zeigt sich in der Erfahrung, dass die Patienten wieder in ein Aktivitätsstadium kommen und damit die Gefühle der Hilflosigkeit überwinden können.

Sicherheit und Kontrolle versus Unsicherheit: Sicherheit ist das Gegenteil von Angst. Die beiden Gefühle haben fast eine lineare Beziehung, jedes ist der Gegenpol des anderen. Wer in Sicherheit ist, braucht keine Angst zu haben, muss nichts Unvorhersehbares befürchten. Sie schafft das Gefühl des Vorhersehbaren, Kontrollierbaren. Daher ist die Kontrolle ebenso ein Mittel gegen die Angst, um Unvorhersehbares zu vermeiden. Wer alles unter Kontrolle hat, hat nichts zu befürchten.

Perfektionismus: Perfektionisten versuchen, alles zu kontrollieren, alles optimal auszuführen, damit nichts passieren kann und sie nicht angreifbar sind. Sie wollen sich nichts zuschulden kommen lassen, um jegliche unangenehme Situation zu vermeiden. Als Folge sind Perfektionisten so stark mit der Kontrolle beschäftigt, dass sie wenig innere Freiheit zu einem kreativen Denken haben.

2.1.2 Wut/Ärger

Wut ist ein Gefühl von Aggression und des Unwillens, sich mit einer Situation oder Gegebenheit abzufinden und zu akzeptieren. Sie tritt häufig auf, nachdem Angst, Erschöpfung und Schwäche erfolgreich behandelt wurden. Dies ist im Rahmen der Behandlung als positiv zu bewerten, da Wut Energie ist, die aufkommt, und auch nötig ist, wenn man sich wehren will, muss und kann. Dieses Gefühl ist den Meridianen Leber und Gallenblase zugeordnet.

2

2.1.3 Trauer

Der Verlust von etwas oder jemandem, der einem lieb, wichtig und wertvoll ist, führt zu Trauer. Dieses Gefühl kann beim Verlust eines geliebten Angehörigen ebenso entstehen wie bei dem des geliebten Autos, aber auch bei dem Verlust von geplatzten Träumen und Lebensentwürfen. Hinter der Trauer steht oft die Wut und umgekehrt, je nach gesellschaftlicher und persönlicher Prägung. Grob verallgemeinert zeigt die Erfahrung, dass bei Männern eher Wut, bei Frauen Trauer eher akzeptiert ist.

2.1.4 Ekel

Ekel ist ein essenzielles Grundgefühl des Selbstschutzes. So schützt es vor passiv schädlichem Verhalten wie Missbrauch und aktiv schädlichem Verhalten wie dem Verzehr von verdorbenem Essen oder dem Anfassen giftiger Tiere. Dieses Gefühl ist den Meridianen Magen und Milz zugeordnet und wird in unserem Kulturkreis mit der Redensart „etwas zum Kotzen finden“ beschrieben.

2.2 Kombinationen der Grundgefühle

Diese vier Grundgefühle kommen auch in Kombinationen vor, von denen hier einige herausgegriffen werden:

2.2.1 Kombination Angst/Trauer

Einsamkeit: Dieses Gefühl kann für Trauer stehen oder für die Angst, aus der Gruppe ausgeschlossen zu werden oder zu sein. In einer Gruppe nicht anerkannt, ausgestoßen oder ein Außenseiter zu sein, bedeutet immer auch Angst, da der Mensch grundsätzlich nicht für das Alleinsein geeignet ist (vgl. Soziabilität). Bereits in der Antike galt die Verbannung als die härteste aller Strafen, noch vor der Todesstrafe. War jemand aus der Gruppe ausgeschlossen, war er der Natur und deren Gefahren schutzlos ausgeliefert. Nur in der Gruppe konnte er überleben. Damit ist die Einsamkeit sowie der Gruppenausschluss ursprünglich ein lebensbedrohliches Ereignis. Als solches wird es im weiteren Lebensverlauf wahrgenommen.

2.2.2 Kombination Angst/Wut

Ausgeschlossensein: Das Phänomen des Ausgeschlossenseins ist häufig bei Mobbing zu beobachten (Wardetzki B 2020a) (Kap. 1.4.2). Dies führt in der Folge zu Einsamkeit und wird als Gefahr wahrgenommen, die wiederum zu Angst führen kann. Zudem tritt hier häufig das Gefühl von Wut aufgrund der empfundenen Ungerechtigkeit auf.

2.2.3 Kombination Wut/Trauer

Enttäuschung: Es kann sich um eine wütende oder traurige Enttäuschung handeln. Enttäuschung kann in beiden Varianten allein oder in Kombination auftreten. Dies zu erfragen ermöglicht, die dahinterstehenden Grundgefühle mit den passenden Meridianpunkten zu behandeln und damit das Gefühl der Enttäuschung aufzulösen.

2.2.4 Sonstiges

Erschöpfung und Energielosigkeit: Dies ist eigentlich keinem der Grundgefühle direkt zuzuordnen, ist aber eine Wahrnehmung des: „Ich fühle mich plötzlich ganz schwach und energie- und antriebslos“. Diese Beschreibung der Wahrnehmung tritt vor allem bei der Vorstellung von sehr anstrengenden und belastenden Menschen oder Situationen auf. Die Behandlung erfolgt mittels Stimulation von Punkten auf dem Nierenmeridian. Diese Punkte stimulieren die Grundenergie und sind auch bei Antriebsschwäche hilfreich.

3 Psyche und Körper

Dass unsere Psyche und unser Körper stark zusammenhängen, ist hinlänglich bekannt. So wurde in vielen Studien ein hohes Ausmaß verschiedener Formen psychischer Traumatisierung in der Vorgeschichte von chronischen Schmerzpatienten festgestellt (Söllner W 2001). Dies trifft vor allem auf Patienten mit somatoformen Schmerzsyndromen zu (Häuser W 2008, Egle UT 2004). Wie sehr dem in der chinesischen Medizin Rechnung getragen wurde, lässt sich daran erahnen, dass weder in der chinesischen noch in der japanischen Akupunktur die Psyche losgelöst vom Körper betrachtet wird, wie wir es im Westen kennen. Vielmehr ist alles Körper, einschließlich der emotionalen Regungen. Diese äußern sich in körperlichen Reaktionen und Phänomenen und werden auch als solche behandelt.

Peter Levine (2016), ein amerikanischer Biophysiker und Psychologe, hat in den 1970er-Jahren eine körperorientierte Form der Traumatherapie entwickelt, das „somatic experiencing". Als Grundlage dieses Konzepts dienen biologische Mechanismen der Überlebensstrategien. Implizite Erinnerungen an belastende Ereignisse äußern sich durch Stimmungen, Gefühle, Körperzustände wie Verkrampfungen oder Schmerzen, Reaktionen des Nervensystems und Ansätze von Bewegungen bzw. Haltungsänderungen. Der Therapeut greift diese Reaktionen auf, so dass sie in das Bewusstsein kommen, und man arbeitet diese ggf. ressourcenorientiert einzeln durch, um sie aufzulösen (Levine PA 2016).

Bestimmte körperliche Leiden deuten auf psychische Ursachen hin. So kann chronischer Reflux ein Hinweis auf chronischen Stress sein, der zu erhöhter Magensäureproduktion und gestörter funktioneller Magen-Darm-Peristaltik führt.

Auch können verschiedene Nahrungsmittel die psychische Stabilität beeinträchtigen oder emotionales Missempfinden hervorrufen. Bei erhöhtem Histaminspiegel, etwa durch bestimmte Nahrungsmittel wie Käse, Tomaten oder Rotwein hervorgerufen, ist dies gut untersucht.

Deutliches Übergewicht, das bei einem Body-Mass-Index von über 35 beginnt, kann ebenfalls ein Hinweis auf traumatische Erlebnisse sein. Daher sollte bei derartigen Patienten eine genauere Trauma-Anamnese erhoben werden. Schließlich ist Nahrung ein häufiges Hilfsmittel, traumabedingte Belastungen zu kompensieren, wenngleich Normalgewicht kein Indikator für psychische Gesundheit ist. Durch die vor allem hochkalorische Nahrung kommt es zur Ausschüttung von stimmungsaufhellenden Transmittern wie Dopamin im Gehirn, die – wenn auch nur kurzfristig – das Belohnungssystem aktivieren und damit das Wohlbefinden bessern.

3

Es gilt jedoch, jede Form von Vorwurf bezüglich unvorteilhafter, kompensatorisch wirkender Ernährungsweisen zu vermeiden. In der Erfahrung zeigt sich stetig und wiederholt, dass übergewichtige Patienten meist mehr über optimale Ernährung und Gewichtsmodulation wissen als die meisten ärztlichen Kollegen – einzig die Fähigkeit zur Verhaltensmodulation fehlt. So hat sich sehr bewährt, diesen Patienten mit Wohlwollen und Verständnis anstatt mit unsinnigen und kränkenden Vorwürfen zu begegnen. Diese fixieren vielmehr das gesundheitsschädliche Verhalten, führen zu Scham und zerstören die Möglichkeit für ein tragfähiges therapeutisches Bündnis.

Zur Behandlung von bestimmten Vorlieben auf spezielle Nahrungsmittel wie Süßigkeiten sei auf Kap. 6.5.7 verwiesen.

4 Akupunktur

4.1 Überblick

Die Akupunkturbehandlung ist ein wesentlicher Bestandteil der EX.TRACT-Methode (Kap. 6.3). Sie ermöglicht eine Behandlung psychischer Traumata und eine Neutralisierung von Gefühlen, die mit dem Trauma im Zusammenhang stehen.

Akupunktur, die Behandlung mit Nadeln, hat nicht nur in China, sondern auch in vielen verschiedenen anderen Ländern Asiens eine lange Tradition. So gibt es neben der TCM, der traditionellen chinesischen Medizin, die japanische Akupunktur, aber auch neuere Techniken wie Elektrostimulations- und Laserakupunktur. Zudem existieren noch verschiedene Mikroakupunktursysteme, wie die neue Yamamoto Schädelakupunktur (YNSA), die koreanische Handakupunktur, die Ohrakupunktur nach Nogier, Mundakupunktur nach Gleditsch und viele weitere Methoden. All dies wird unter dem Oberbegriff „Akupunktur und verwandte Verfahren" („acupuncture and related techniques") zusammengefasst.

Innerhalb der EX.TRACT-Methode spielt die palpationsbasierte japanische Akupunktur eine bedeutende Rolle („Palpation based Acupuncture"; Matsumoto K 2005, Schottdorf J 2015). Hierbei wird nicht nur wie in der TCM eine Syndromdifferenzierung durchgeführt, sondern wichtig ist vor allem die körperliche Untersuchung einer Vielzahl von Testpunkten. Jedem dieser Punkte ist eine entsprechende Kombination von Akupunkturpunkten zugeordnet, die nach Austesten der Wirksamkeit teilweise oder alle gestochen werden können. Die Wirksamkeit ist sofort messbar, indem die Empfindlichkeit am Testpunkt sofort nachlässt. Es findet somit eine Kommunikation zwischen dem Behandelnden, dem Patienten und dessen Körper statt, die zu einer deutlichen Verbesserung der Effizienz führt.

Diese Vorgehensweise hat den unschätzbaren Effekt einer suggestiven Kraft. Spürt ein Patient bei jedem Nadelstich eine positive Veränderung in seinem Körper, mit der gleichzeitig kommunizierten Rückmeldung der Besserung, so hat dies eine ausgeprägte suggestive Wirkung mit einer Art von hypnotischem Auftrag zur Heilung.

Auf die Art der Nadeln, deren Durchmesser und Einstichtiefe wird in Kap. 4.4 detailliert eingegangen.

Akupunktur ist eine sehr sichere und nebenwirkungsarme Behandlungsmethode. Lediglich psychovegetative Entspannungszustände treten als Nebenwirkung auf (Witt CM 2009), die allerdings bei der Behandlung von Traumata durchaus erwünscht ist. Verletzungen durch Nadeln oder Infektionen sind extrem selten und durch kunstgerechtes Arbeiten vermeidbar.

Die Indikationen zur Behandlung sind vielfältig. Vor allem bei chronischen Beschwerden, bei denen die westliche Medizin wenig Erfolg hat oder nur die Symptome unterdrücken kann, zeigt sich Akupunktur häufig wirksam.

4.2 Wirksamkeit von Akupunktur bei psychiatrischen Störungen

Auch in der Psychiatrie findet Akupunktur bei bestimmten Krankheitsbildern zunehmend ihren Platz (Kloiber S 2016). Die meisten Studien wurden bei Depression durchgeführt. Hier zeigte sie sich gegenüber verschiedenen Kontrollgruppen, einschließlich der gängigen Antidepressiva, als überlegen. Auch bei anderen neuropsychologischen Störungen wie Demenz, Suchterkrankungen etc. erzielte Akupunktur eine gute Wirksamkeit (Musil R 2016).

Zeigen Patienten neben psychischen Auffälligkeiten und Beschwerden auch körperliche Schmerzen, die mit Somatisation assoziiert sind, hat sich Akupunktur bewährt (Söllner W 2001/2018, Musil R 2016, Hopton A 2014).

In Schwangerschaft und Wochenbett gilt Akupunktur als altbewährtes und sicheres Verfahren. So konnte bei Schwangeren mit Depression eine signifikante Verbesserung im Vergleich zu Kontrollgruppen erzielt werden (Manber R 2010, Chung K-F 2012).

Sowohl Akupunktur allgemein als auch die hier vorgestellte Methode kann und soll Psycho- und Pharmakotherapie nicht ersetzen. Vielmehr sind sie als eine sehr wirksame Ergänzung zu werten, mit der Patienten schneller, effizienter und mit weniger Nebenwirkungen therapiert werden können. Bis sich dies allerdings als fester Bestandteil in der allgemeinen Psychiatrie und Schmerztherapie etabliert, ist noch weitere Forschung nötig (Kloiber S 2016).

In letzter Zeit wurde Akupunktur zunehmend bei PTBS untersucht. Einerseits wurden vor allem in der akuten Behandlung fest vorgegebene Behandlungsregimes wie NADA-Protokoll oder Battlefield Acupuncture (Eisenlohr V 2010, Grant F 2017, Madsen C 2017) analysiert. Andererseits wurden Patienten mit länger zurückliegendem Trauma mit verschiedenen Akupunkturmethoden zur Reduktion einzelner Symptome behandelt (Huang W 2018, King HC 2015).

Verschiedene Therapiemethoden verwenden Akupunktur, wie die Emotional Freedom Techniques (EFT). Hierbei werden Punkte während der Konfrontation mit dem Trauma durch Beklopfen stimuliert (Benor D 2017, Gaesser AH 2016, Church D 2017). Bereits nach wenigen Therapiesitzungen zeigte sich eine deutliche Verbesserung verschiedener Symptome (Clond M 2016).

Traumatisierte Soldaten zeigten durch Akupunktur Hinweise auf eine Verbesserung von Symptomen, vor allem von innerer Unruhe und Schlafstörungen (Eisenlohr 2010, Huang W 2018).

Wurden PTBS-Patienten mit Akupunktur ohne Traumaexposition im Vergleich zu Verhaltenstherapie mit Exposition untersucht, so zeigten sich beide Therapiemethoden etwa gleich wirksam (Hollifield M 2007) oder die Akupunktur überlegen (Engel CC 2014). Die Behandlung von PTBS-Patienten mit Akupunktur und Moxibustion erwies sich im Vergleich zu SSRI-Antidepressiva als überlegen (Kim YD 2013).

In einer Studie aus China zeigte sich die symptomatische Elektroakupunktur (ESA) ohne Exposition bei Traumapatienten gegenüber dem Antidepressivum Paroxetin als überlegen (Wang Y 2012).

Bei Erdbebenopfern mit PTBS-Symptomatik in China zeigte sich die Kombination von Elektrostimulationsakupunktur (ESA) und kognitiver Verhaltenstherapie (Reexpositionstherapie) als erfolgreich (Zhang Y 2011).

Aufgrund der geringen Fallzahlen der jeweiligen Studien, der heterogenen Studiendesigns und der häufig fehlenden Kontrollgruppen ist eine abschließende Bewertung bezüglich der Wirksamkeit von Akupunktur bei psychischen Erkrankungen nicht möglich. Offenkundig ist aber die EX.TRACT-Methode aufgrund ihrer kaum vorhandenen Nebenwirkungen und nach bisherigen Ergebnissen als effizient, unkompliziert und sicher zu bezeichnen. Vor allem bei bestimmten Situationen wie Schwangerschaft und Stillzeit, bei denen Pharmakotherapie nur eingeschränkt möglich ist, stellt die Akupunktur eine gute therapeutische Option dar.

4.3 Auswahl der Akupunkturpunkte

Die Wahl der Akupunkturpunkte basiert auf intensivem Literaturstudium sowie ausgedehntem fachlichem Austausch mit Kollegen und Spezialisten aus dem Bereich der japanischen und chinesischen Akupunktur (alle verwendeten Punkte sind in den Abbildungen auf S. 56–59 zu finden). Je tiefer man allerdings eintaucht, desto mehr fällt auf, dass es keine vollständige Klarheit und einheitliche Meinung bezüglich der Punktwahl gibt. Vielmehr unterscheiden sich die einzelnen Literaturangaben beträchtlich oder widersprechen sich sogar. Daher wurden vor der finalen Auswahl der Punkte umfangreiche Erfahrungen gesammelt. In diesem Buch werden die bewährtesten und effizientesten Punkte vorgestellt. Dies bedeutet aber nicht, dass andere Punkte nicht ebenso wirksam sein können, da es sich hier um ein offenes, sich entwickelndes System handelt, in dem es keine fixierten oder starren Regeln gibt.

In dem Konzept werden nur eingeschränkt die komplexen Zusammenhänge der Gefühle zu den jeweiligen untergeordneten Organen und den komplexen Interaktionen zwischen den Organen berücksichtigt. Vielmehr wurde eine stark vereinfachte und praktikablere Lösung gewählt, um die Methode schneller lernen und universeller einsetzen zu können.

Bei der Behandlung der einzelnen Gefühle hat sich am besten bewährt, immer mit einer Kombination mehrerer der vorgegebenen Punkte zu behandeln und die gestochenen Nadeln des Organs bzw. Gefühls wechselweise zu stimulieren, bis das Gefühl abflacht.

4.4 Nadel-Stichtechnik

Dass Akupunktur schmerzhaft sei, ist eine weitverbreitete Meinung. Diese basiert auf der in der chinesischen Medizin häufig vertretenen Vorstellung, dass nur schmerzhafte Akupunktur wirksam sei. In den alten Schriften wird von „De Qi" als Wirkung gesprochen. Dies bedeutet nichts anderes, als eine Akupunkturwirkung beim Patienten auszulösen. Es besagt allerdings nicht, dass es sich bei der Applikation der Nadeln um ein schmerzhaftes, elektrisierendes oder energetisches Erleben handeln muss. Die „De Qi"-Wirkung kann das Auflösen von muskulärer Spannung, das Verschwinden von Druck- oder spontanem Schmerz, eine Veränderung der Pulswelle, des Gemütszustandes oder das Auslösen sonstiger, positiver Auswirkungen sein.

Hui et al. konnten nachweisen, dass eine milde Stimulation auf das limbische System einen beruhigenden Effekt hat, während bei einer starken und schmerzhaften Stimulation sich dieser Effekt umkehrt (Hui K 2010). Daher ist die milde Stimulation mit dünnen Nadeln schon aus neurobiologischer Sicht sinnvoll.

Wenn man Nadeln zur Akupunktur für die Behandlung von psychischen Traumata verwendet, ist das Auslösen von Schmerz störend. Soll der Patient sich auf ein Gefühl konzentrieren, wartet aber immer schon auf den nächsten schmerzhaften Einstich, kann er sich nur schlecht darauf konzentrieren und einlassen. Vielmehr entwickelt er zuweilen sogar eine ängstliche Schmerzerwartung, die eine sinnvolle Behandlung verhindert.

Daher ist es nötig, möglichst schmerzarme bis schmerzfreie Methoden zu wählen. Einerseits ist hierbei der Nadeldurchmesser von entscheidender Bedeutung, da dieser mit der Schmerzhaftigkeit korreliert. Im Allgemeinen werden Nadeln mit maximal 0,16 mm Durchmesser verwendet, die weniger als 10 mm tief eingestochen werden. Dies reicht im Allgemeinen gut aus, um eine Wirkung zu erzielen.

Werden vom Patienten diese Nadeln immer noch als schmerzhaft empfunden, können noch dünnere Nadeln mit 0,10 mm Durchmesser verwendet werden. Auch diese werden nicht tiefer als 10 mm gestochen.

Die Reizung der Nadeln während der Behandlung kann durch eine Rechts-links-Drehbewegung mit einer Frequenz von circa 100–120 pro Minute erreicht werden. Alternativ, oder in Kombination, kann die Nadel auch rein-raus bewegt werden, ohne dabei aus der Haut herausgenommen zu werden und ohne Schmerz auszulösen. Diese Bewegung, die ähnlich dem Klopfen ist, wird ebenfalls mit einer Frequenz von circa 100–120 Bewegungen pro Minute durchgeführt.

4.5 Akupunkturmagnete und Akupressur

Sind diese dünnen Nadeln immer noch unpassend, da der Patient aufgrund unangenehmer Erfahrungen eine Nadelphobie hat, sehr schmerzempfindlich oder sehr jung ist, können kleine Magnete verwendet werden, wie sie in der koreanischen Handakupunktur üblich sind. Diese haben eine magnetische Feldstärke von 800 Milli-Gauss, einen Durchmesser von 1–2 mm und sind auf einem kleinen Stück Klebeband aufgebracht. Nach dem Aufbringen des Magnets, der statt einer Nadel auf den passenden Akupunkturpunkt geklebt wird, klopft man mit einem Finger mit einer Frequenz von circa 100–120 Klopfern pro Minute darauf, bis der Punkt seine Wirkung entfaltet hat. Die Handhabung ist sehr einfach und kann während der Akupunktur auch mit einer Hand durchgeführt werden, während mit der anderen Hand bereits aufgeklebte Magnete beklopft werden.

Die Wirksamkeit entsteht einerseits dadurch, dass ein mechanischer Reiz auf den Akupunkturpunkt ausgeübt wird, entsprechend der Akupunktmassage. Andererseits wird der Magnet durch das Klopfen um einige Millimeter auf und ab bewegt. Dies löst wie bei einem Dynamo einen minimalen Stromfluss aus, der der Elektroakupunktur ähnlich ist.

Während des gesamten Behandlungsverlaufs kann immer wieder auch auf den Magnet zurückgegriffen und auf diesen geklopft werden. Die Wirksamkeit dieser Magnete beträgt schätzungsweise 80 % der Wirksamkeit einer Akupunkturnadel. Der zusätzliche Vorteil ist, dass es sich hierbei nicht um den juristischen Begriff der Körperverletzung handelt, wodurch diese Methode auch für Nicht-Ärzte einsetzbar sein dürfte. Dies muss allerdings dringend vor der Anwendung juristisch abgeklärt werden.

Die Klopffrequenz scheint einen zusätzlichen Effekt auf die Wirkung zu haben. So schwingt sich die Herzfrequenz bei bestimmten Tempi auf diese ein.

Probanden klatschten (Kopiez 2018) nach einer Aufforderung zum eigenständigen Klatschen eines Tempos mehrheitlich bei einer Geschwindigkeit von 100–120 bpm. Bei Felicitas Goodmans Forschungen zu Tranceinduktion wird regelmäßig die Trommelschlagfrequenz von 120 bpm gewählt, so wie es in vielen Naturvölkern ebenfalls zur Transinduktion verwendet wird (Goodman F 2003). Offenbar ist dieser Klopfrhythmus von 100–120 bpm für Menschen psychisch beruhigend.

Bei Patienten, die aufgrund von Nadelphobie nur mit Magneten behandelt werden können, ist dementsprechend eine Behandlung der Punkte am behaarten Schädel nicht mit Hilfsmitteln möglich. So bleibt hier nur die Möglichkeit, mit Akupressur die entsprechenden Punkte zu reizen.

Dabei legt man die Finger auf den Bereich der Punkte Gb 13–15 und 17 und massiert diese durch leichte rhythmische Bewegung und Druck. Alle 15–30 Sekunden kann die Position der Finger leicht verändert werden, wodurch die Wirksamkeit verbessert wird. Das exakte Treffen der Akupunkturpunkte scheint nicht notwendig zu sein.

Diese Art der Behandlung eignet sich vor allem bei Patienten mit ausgeprägte Nadelphobie und vor allem bei Kindern. Diese haben grundsätzlich eine gewisse Furcht und Abneigung gegen Nadeln, da diese häufig mit schmerzhaften und angstbelegten Erfahrungen verbunden sind. Akupunkturmagnete haben sich sehr gut bewährt, zeigen eine ähnlich gute Wirkung wie die Akupunkturnadeln und stellen eine wunderbare Alternative dar, wodurch auch Kinder ohne innere Abwehr und Widerstand behandelt werden können.

5 Psychotherapeuten und EX.TRACT

Bei vielen psychotherapeutischen Methoden entsteht der Eindruck, dass der Mensch unterhalb der Schädelbasis endet, das heißt, der Körper wird in die Verfahren nicht integriert. „Körpertherapeutische" Verfahren sind selten und haben häufig etwas Anrüchiges. Da das Durchbrechen der Hautgrenze eine Form von Körperverletzung darstellt, die Psychotherapeuten absolut untersagt und lediglich für Ärzte und Heilpraktiker erlaubt ist, sind somit Psychotherapeuten von der Akupunktur mit Nadeln ausgeschlossen.

Glücklicherweise hat sich in den letzten Jahren allerdings zunehmend ein Bewusstsein entwickelt, dass die Integration des Körpers in die Psychotherapie ein sehr hilfreiches Instrument darstellt. So haben sich EMDR (Eye Movement Desensitization and Reprocessing), EFT (Emotional Freedom Techniques) sowie Klopf-, Tanz- und Körpertherapie immer weiter etablieren können.

Bei vielen Diskussionen mit Psychotherapeuten wurde der Wunsch geäußert, die EX.TRACT-Methode anwenden zu wollen und zu können. Hierzu ist allerdings ein gewisser Umweg notwendig. In Kap. 4.5 wird auf die aufgeklebten Magnete aus der koreanischen Handakupunktur eingegangen. Diese haben den Vorteil, dass sie die Hautbarriere physisch nicht durchbrechen, da nur ein kleiner, ca. 2 mm großer Magnet auf die Hautoberfläche aufgeklebt wird.

Durch dessen Beklopfen wird einerseits ein mechanischer Reiz auf die Akupunkturpunkte ausgeübt, der der Akupunktmassage gleicht. Andererseits wird durch das Bewegen eines Magnets relativ zur Haut, einem leitenden Festkörper, ein minimaler Stromfluss induziert. Hierdurch ist die Wirksamkeit im Vergleich zu Akupunkturnadeln erfahrungsgemäß bei etwa 80 %. Leitet man nun Psychotherapeuten zumindest in der basalen Akupunktur an, so haben sie die Möglichkeit, mit dieser Methode zu arbeiten.

Für Psychotherapeuten ist die Anwendung von Akupunkturpunkten während der Traumaexposition der zentrale Anwendungsbereich, um die unangenehmen Gefühle wie Angst, Wut, Trauer und Ekel zu reduzieren. Hierzu ist die Behandlung auf einer Liege sinnvoll. Die Konstitutionsbehandlung wäre sicher von therapeutischem Nutzen, zumindest in der grundlegendsten Anwendung. Jedoch erfordert dies eine zusätzliche Vertiefung der Akupunkturkenntnisse. Wenn man diese Konstitutionsbehandlung jedoch auf die Haradiagnostik und -behandlung sowie einige wenige Indikatorpunkte beschränkt, wäre auch dies überschaubar.

Im Übrigen gelten jenseits der Konstitutionsbehandlung und der Verwendung von Nadeln exakt die gleichen standesrechtlichen und juristischen Regeln wie für Ärzte oder Heilpraktiker.

Eine standesrechtliche Stellungnahme bezüglich der juristischen Unbedenklichkeit für Psychotherapeuten kann an dieser Stelle nicht gegeben werden. Allerdings bezieht sich das vermutete Berührungsverbot auf das Abstinenzgebot. Dieses besagt, dass ein Psychotherapeut einen Patienten nicht berühren oder körperlich behandeln darf, wenn es der Stillung des Therapeutenbedürfnisses oder dessen eigenem Wohlbefinden dient. Hat die Berührung oder das Beklopfen von Akupunkturmagneten die klare Zielsetzung der Behandlung und Heilung von Beschwerden, ist das Abstinenzgebot nicht betroffen.

Teil II

Behandlung

In Teil II des Buches wird auf die verschiedenen Aspekte der Behandlung mit Hilfe der EX.TRACT-Methode eingegangen. Die EX.TRACT-Methode ist nicht als etwas zu verstehen, was konsumiert wird oder was der Patient passiv über sich ergehen lässt. Vielmehr handelt es sich um einen dialogischen und interaktiven Prozess, bei dem der Patient aktiv einbezogen wird. Dies beginnt bei der Anamnese, bei der der Patient schon vor Beginn mehrere Fragebögen selbst bearbeiten und beantworten muss. In die Therapie wird der Patient ebenfalls einbezogen, indem er sich die verschiedenen Situationen des Traumas aktiv vorstellen muss, über seine dadurch ausgelösten Gefühle Auskunft gibt und somit Zugriff auf das unterbewusste limbische System möglich wird. Nach der Behandlung soll der Patient zu Hause weiter nach entsprechender Anleitung sich selbst behandeln und damit die Wirkung verstärken.

Da die Behandlung nicht als linearer und immer gleicher Prozess verläuft, werden in diesem Teil alle denkbaren und möglichen Abläufe, Themen und Aspekte der Therapie besprochen. Das 5-schrittige Behandlungsprotokoll der EX.TRACT-Methode wird in Kap. 6 vorgestellt. Kap. 7 ist den Rahmenbedingungen gewidmet, in denen die Behandlung ablaufen kann. Kap. 8 befasst sich mit dem Thema Psychohygiene und Selbstschutz des Therapeuten. In Kap. 9 finden sich ausführliche Fallbeschreibungen, in denen die EX.TRACT-Methode angewendet wurde.

Zur Orientierung sind alle im Buch genannten Akupunkturpunkte in den Abbildungen auf S. 56–59 zu finden.

6 Behandlungsprotokoll der EX.TRACT-Methode

Die EX.TRACT-Methode verwendet Konfrontation als einen zentralen Baustein. Dies ist nach einschlägiger Literatur für die erfolgreiche und nachhaltige Behandlung psychischer Traumata unumgänglich (Ursano RJ 2004, Engel CC 2014) und wird auch in der aktuellen S3-Leitlinie empfohlen (Schäfer I 2019). Allerdings beinhaltet keiner der bisherigen Behandlungsansätze zu psychischen Traumatisierungen mit Akupunktur eine Konfrontation beziehungsweise Exposition. Von daher ist diese Behandlungsmethode eine Innovation.

In der kombinierten und gleichzeitigen Behandlung des Unbewussten und des Vegetativums wird umgehend die Speicherung und Bewertung von Ereignissen nachhaltig verändert, so dass innerhalb weniger Sitzungen die Beschwerden merklich beeinflusst werden können.

Diese Methode wurde in der Entwicklung stark von Hypnose und EMDR beeinflusst. Ein weiterer Einfluss kam von den sogenannten Emotional Freedom Techniques (EFT), bei denen durch „finger tapping“ Akupunkturpunkte manuell stimuliert werden. Dies zeigte in zahlreichen Studien eine deutliche Verbesserung der Beschwerden (Benor D 2017, Church D 2017, Clond M 2016).

6.1 Behandlungsindikationen

Im Folgenden sind nur einige Indikationen genannt, für deren Behandlung die hier vorgestellte Methode geeignet ist.

- Chronische Schmerzen nach Trauma (körperliche Traumata verursachen oft auch psychische Traumata)
- Chronische Schmerzen ohne ein Trauma, das mit den Schmerzen direkt assoziiert ist
- Fibromyalgie
- Funktionelle Schmerzen, bedingt durch psychische Belastungen, wie Reizdarm oder andere gastrointestinale, pulmonale, hormonelle oder immunologische Störungen
- Psychische Störungen:
  - Posttraumatische Belastungsstörung (PTBS)
  - Schlafstörung, Depression, innere Unruhe
  - Verlängerte Trauerreaktion
  - Kränkungen, Abwertungen, Entwertungen, Verbitterung
  - Postpartale Depression, Geburtstrauma, psychische Belastungen vor und nach der Geburt

6.2 Diagnostik

6.2.1 Allgemeines

Die Behandlung beginnt mit der Anamnese. Diese wird allgemein und traumaspezifisch erhoben.

Die **allgemeine Anamnese** ist eine Form des „Aufwärmens“ und Kennenlernens. Hier werden entsprechend dem im Anhang angefügten Anamnesefragebogen Daten abgefragt. Im Sinne der Zeitersparnis und Einstimmung auf die Therapie sollten die Patienten den Fragebogen bereits zu Hause mit der Hand ausfüllen. Er gibt viele wertvolle Hinweise auf vorbestehende Erlebnisse, den sozialen und Lebenskontext, psychische Befunde und Diagnosen. Sie im Erstgespräch zu erheben, wäre sehr zeitaufwendig, und es würde vieles vergessen werden. Mit Hilfe des Fragebogens kann sich der Therapeut in kürzester Zeit ein sehr differenzierteres Bild über die Patienten machen. Schließlich soll die Anamnese nicht länger als 20 bis 30 Minuten dauern.

Wichtig ist zu erfragen, welche besonderen Lebensereignisse vor oder während des ersten Auftretens der Beschwerden stattfanden. Gibt beispielsweise eine Patientin an, dass sie sechs Monate vor dem Auftreten der chronischen Rückenbeschwerden ihre unerwünschte Mutter bei sich zu Hause zur Pflege aufnehmen musste, liegt ein therapiebedürftiger Zusammenhang nahe.

6

Zudem können belastende oder traumatische Vorerfahrungen mit dem aktuellen Trauma assoziiert sein. In der Therapie werden beide Erlebnisse einzeln und in Verknüpfung bearbeitet.

Hinweis

Anders als in den üblichen, psychotherapeutischen Verfahren werden die traumatischen Situationen ohne sogenannte Stabilisierungsphase angesprochen und thematisiert. Nachdem die Patienten einen umfangreichen Fragebogen ausgefüllt haben, werden sie schon vor der ersten Behandlung mit traumatischen Ereignissen konfrontiert, dem zentralen Thema dieser Methode. Da sie aber bereits in der ersten Sitzung, neben der vorbereiteten und kontrollierten Konfrontation mit dem Trauma, eine Behandlung und damit eine einhergehende Erleichterung erfahren, erscheint das Vorgehen mit sofortiger Konfrontation akzeptabel, vertretbar und hat in der Erfahrung bisher keine Komplikationen ausgelöst.

Eine detaillierte Schilderung von traumatischen Erlebnissen, die zu der gefürchteten Dekompensation führen könnte, sollte grundsätzlich vermieden werden, da sie zusätzlich traumatisierend wirken kann. Schließlich gleicht das Gehirn keinem Datenspeicher oder einer Schallplatte, die das Erlebte neu abspielt, sondern es generiert im Rahmen des Erinnerns die Erlebnisse jedes Mal neu wie eine aktuell erlebte Gegebenheit, so dass Erinnern und Erzählen ein Wiedererleben darstellen und die traumatische Wirkung verschärfen können. Daher sollen nur allgemeine Hinweise auf das Erlebte gegeben werden. Zudem können die Schilderungen auch den Therapeuten traumatisieren (Jung CG 1991).

Viele der behandelten Patienten waren bereits vorbehandelt und haben eine Psychotherapie absolviert. Allerdings wurden das Trauma oder die traumatischen Situationen häufig gar nicht angesprochen oder waren weiterhin als aktives Bild sehr präsent.

Wenn beispielsweise eine Patientin ein schweres, psychisches Trauma durch ein Geburtserlebnis nicht adäquat verarbeiten konnte und dadurch in eine tiefe, postpartale Depression abgleitet, ist schnelles Handeln geboten. Schließlich drängt die Zeit nicht nur zur Therapie der Patientin und Mutter. Vielmehr bedeutet deren Behandlung gleichzeitig eine „seelische Prävention“ der nahestehenden Angehörigen, wie beispielsweise deren Kind, Ehemann, Großeltern und Geschwister, durch die zeitnahe Behandlung der Patientin selbst. Durch das umgehende Handeln kann weiterer Schaden von der Patientin und deren sozialem Umfeld abgewendet werden.

Manche Situationen und Traumata sind so stark mit Scham besetzt, dass die Patienten diese nicht erzählen oder thematisieren wollen.

Beispiel

Eine 35-jährige Patientin mit ausgeprägtem religiösem Hintergrund kam in die Behandlung wegen einer Vergewaltigungserfahrung. Aufgrund von starken Schamgefühlen konnte sie dieses Erlebnis während der Behandlung nicht ansprechen. Hier bot sich die Möglichkeit, das schambesetzte Trauma zu therapieren, ohne es auszusprechen oder zu beschreiben, indem sie sich die Situation während der Behandlung visualisierte, ohne sie zu verbalisieren.

Ein Trauma kommt selten allein. Dies bedeutet, dass die traumatische Wirkung eines Einzelerlebnisses häufig nicht ausreicht, um zu einer posttraumatischen Belastungsstörung zu führen. Daher ist es sinnvoll, nach Traumata zu suchen, die in irgendeiner Verbindung stehen oder Ähnlichkeit zum aktuelleren Trauma haben. Dieses ärztliche bzw. therapeutische Prinzip vom sogenannten „Erstschlag“ und „Zweitschlag“ bietet die Chance, ein Trauma nachhaltig zu behandeln und zu befrieden, indem beide allein und in Verbindung behandelt werden.

6.2.2 Fragebögen

Fragebögen für Patienten stellen ein sehr wirksames Instrument dar. Damit können Patienten sich in Ruhe ohne die Belastung des Arzt-Patienten-Gesprächs selbst bewerten, ohne zentrale Informationen zu vergessen. Zudem können Patienten vor allem bei psychischen Fragebögen wahrheitsgetreuer und nach intensiverer Introspektion so antworten, wie es ihrem wirklichen Zustand entspricht. So lassen sich in kürzester Zeit der Zustand und die Komplexität erfassen und wertvolle Hinweise und Hintergrundinformationen gewinnen, anhand derer gezielt im Gespräch nachgefragt werden kann, um die eigentlichen Probleme herauszuarbeiten und die Therapie gezielt planen zu können. Alle genannten Fragebögen sind im Anhang abgedruckt.

Allgemeine Anamnese

Der Fragebogen über die allgemeine Anamnese erfragt die aktuellen und bisherigen Erkrankungen, Beschwerden und Therapien und die Lebenssituation, privat wie sozial und beruflich. Hier wird bereits nach psychisch belastenden Erkrankungen, Gegebenheiten und Erlebnissen gefragt, aber auch nach resilienzfördernden Faktoren und Ressourcen.

Das handschriftliche Ausfüllen hat einen weiteren Effekt: Es hat einen direkteren, authentischeren und tieferen Informationsgehalt, da man sich alles vor dem Schreiben genau überlegen muss und, anders als beim Computer, nicht einfach schnell wieder weggelöscht werden kann. Dieses Vorgehen hat sich schon in der Schreibtherapie sehr gut bewährt.

Depression und psychische Traumatisierung

Um eine Depression nach der S3-Leitlinie zu erfassen, bedarf es auf jeden Fall eines eingehenden Gesprächs mit dem Patienten und der Exploration der psychischen Verfassung (Bundesärztekammer 2022). Nur so können zuverlässig die Kriterien abgeklärt werden, die für eine Depression sprechen. Hierzu sei auf die Langversion dieser Leitlinie verwiesen.

Beck-Depressions-Inventar II, BDI II

Mit dem Beck-Depressions-Inventar (BDI-II), einem psychologischen Testverfahren mit 21 Fragen, die der Patient selbst beantwortet, kann ein Hinweis zur Depressivität und der Schwere depressiver Symptomatik erfasst werden, allerdings nicht die Diagnose einer Depression an sich. Damit lässt sich aber ein primärer Eindruck vom Patienten noch vor dem Anamnesegespräch gewinnen. Zudem gibt er eine Einschätzung zu konkreten Teilbereichen, etwa zu Schuldempfinden oder Suizidalität. Somit lässt sich viel wertvolle Zeit gewinnen, die für die Behandlung und das persönliche Gespräch verwendet werden kann.

Der Zwei-Fragen-Test

Dieser Test wird laut S3-Leitlinie als Screening für unipolare Depression empfohlen (Whooley MA 1997; S3-Leitlinie unipolare Depression 2009). Er besteht nur aus zwei Fragen, wodurch er ein schnelles und einfaches Verfahren ist, um depressive Patienten mit einer recht guten Wahrscheinlichkeit zu erfassen (Sensitivität: Der Test erkennt Depressive mit einer Wahrscheinlichkeit von 96 % richtig; Spezifität: Bei nicht depressiven Personen würde auch bei bis zu 57 % erkannt, dass sie nicht depressiv sind).

Die beiden Fragen, die dazu gestellt werden müssen, sind exakt so zu formulieren:

1. „Fühlten Sie sich im letzten Monat häufig niedergeschlagen, traurig bedrückt oder hoffnungslos?"
2. „Hatten Sie im letzten Monat deutlich weniger Lust und Freude an Dingen, die Sie sonst gerne tun?"

Wenn beide Fragen mit „Ja" beantwortet werden, sollten die formalen Diagnosekriterien einer Depression erfasst werden, weil diese Diagnose nach ICD-10 nur durch die explizite Erhebung aller relevanten Haupt- und Nebensymptome gestellt werden darf. Betrachtet man die beiden Fragen, werden hier nur zwei Hauptkriterien erfasst.

6

Impact of Event Scale – revised (IES-R)

Die IES-R ist ein sehr sensitiver Selbsttest zur Beurteilung einer psychischen Traumatisierung, der nach Symptomen der Vermeidung, Betäubung, Intrusion und Übererregung fragt. Er ist zwar nicht zur zuverlässigen und differentialdiagnostischen Klassifikation von PTBS nach DSM-IV geeignet, jedoch für die schnelle und praktische Einschätzung von Patienten, um in Verbindung mit dem BDI-II einen guten Einblick in die psychische Verfassung und die Notwendigkeit der Behandlung der Patienten zu bekommen.

6.2.3 Mögliche Diagnostik nach TCM

Mittels der Zungendiagnostik lassen sich weitere Informationen über den psychischen Grundzustand und die psychische Konstitution gewinnen. Auf eine detaillierte Darstellung wird hier verzichtet, da bereits Giovanni Maciocia (2020) in seinem Buch „Die Psyche in der chinesischen Medizin" dieses Thema ausführlich und sehr anschaulich behandelt hat. Daher ist das Studium dieses Kapitels in ebendiesem Buch sehr empfehlenswert.

6.3 Die Behandlung mit EX.TRACT in 5 Schritten

Die Traumatherapie gliedert sich in drei Abschnitte, und zwar den **„somatischen“**, den **„psychosomatischen“** und den **„rein psychischen“** Abschnitt, wobei sich der dritte Abschnitt wiederum in drei Schritte aufteilt, sodass sich insgesamt fünf Schritte ergeben:

1. Somatik: Behandlung der Konstitution
2. Psychosomatik: Wo spürt der Patient die psychische Belastung im Körper
3. Psychischer Schritt: Welches Gefühl löst das Trauma aus?
4. Emotionale Kontrolle: besteht noch ein scharfes und farbiges Bild von der traumatischen Erinnerung oder ist das Bild verblasst, unscharf?
5. Reframing: Positives Bild fixieren mit emotionaler Verankerung

Im Gespräch vor der Akupunktur wird zuerst, wie weiter oben ausführlich beschrieben, die Anamnese erhoben. Dabei wird die zentrale traumatisierende Situation oder Person herausgearbeitet, die in der Akupunkturtherapie imaginiert wird.

In der Akupunktursitzung wird zunächst die Gesamtkonstitution behandelt, indem mögliche Blockaden, Schmerzen oder funktionelle Störungen mittels japanischer palpationsbasierter Akupunktur umgehend mit passenden Akupunkturpunkten aufgelöst werden **(1. Schritt „Somatik“).** Alternativ kann auch jede andere komplexe Akupunkturmethode zur Konstitutionsbehandlung verwendet werden, wie etwa die traditionelle chinesische Medizin (TCM).

Daraufhin wird der Patient angeleitet, sich mehrfach die traumatisierende Situation als Bild vorzustellen, und dabei nach körperlichen Missempfindungen befragt, die mit passenden Akupunkturpunkten gebessert bzw. aufgelöst werden. Dies wird etwa dreimal wiederholt, bis das Bild kein körperliches Missempfinden mehr auslöst **(2. Schritt „Psychosomatik“).**

In dem danach folgenden **3. Schritt („Psyche“)** wird der Patient nach dem Gefühl befragt, das die erneute Vorstellung der traumatisierenden Situation (Bild vom 2. Schritt) auslöst. Jedes Gefühl kann auf vier aversive Grundgefühle reduziert werden: Angst, Wut, Trauer, Ekel sowie als erweiterte Wahrnehmung Erschöpfung (Kap. 2). Jedem der Gefühle ist ein Meridian (Leitbahn) oder ein Organ zugeordnet. So können Gefühle umgehend mit passenden Akupunkturpunkten auf dem dem Gefühl entsprechenden Meridian behandelt werden, so dass nach wenigen Wiederholungen alle negativen Gefühle in Verbindung mit dem Trauma verblassen und ein gefühlsneutrales episodisches Erinnern an das Ereignis übrigbleibt.

Der **4. Schritt („Emotion“)** befasst sich mit der Farbigkeit und der Klarheit der traumatischen Erinnerung, da die Farbe und die Klarheit des erinnerten

Bildes durch Emotionen vermittelt werden. Das Ziel ist, mit den entsprechenden Akupunkturpunkten das Bild zu „entfärben", so dass das traumaassoziierte Bild verschwommen, wie durch weißen Schleier oder hellen Nebel erscheint (Hopton A 2014).

Im letzten Schritt **(5. Schritt „Reframing")** wird nach einem positiven Bild gesucht, das mit dem Trauma assoziiert ist. Dieses wird durch Klopfen mit der flachen Hand auf das Areal unterhalb des Schlüsselbeins fixiert.

Ziel der Therapie ist, eine Verarbeitung der mit dem Trauma assoziierten Gefühle zu erreichen und einen episodischen Erinnerungsbezug herzustellen. Hierdurch wird die Symptomatik der posttraumatischen Belastungsstörung nachhaltig verbessert.

Hinweis

Wie in Kap. 6.2.1 bereits ausgeführt, sollte der Patient die traumatische Situation auf keinen Fall detailliert und ausführlich beschreiben. So wird eine übermäßige Belastung oder Retraumatisierung vermieden. Bei der Traumaexposition in Form der Imagination der traumatischen Situation oder Person sollte ebenfalls eine übermäßige Belastung vermieden werden. Daher nähert man sich der traumatischen Situation sachte und je nach Belastung schrittweise von großer Distanz bis zur traumatischen Situation direkt.

Hat beispielsweise eine Patientin eine traumatische Geburt erlebt, die sie sehr belastet, so lässt man auf keinen Fall die Geburtssituation sofort direkt vorstellen. Man bittet die Patientin primär, sich zuerst das Krankenhaus von außen vorzustellen. Wenn diese Vorstellung durch die Behandlung mit Therapieschritt 2 bis 4 keine Emotion mehr auslösen kann, soll sie sich den Eingang des Krankenhauses vorstellen, dann den Eingang zur Geburtsstation, dann den Weg zum Kreißsaal und zuletzt den Kreißsaal an sich. Erst wenn all diese Schritte abgeschlossen sind und keine Emotion mehr auslösen wird, lässt man die Patientin die traumatische Situation an sich vorstellen, um sie final abzuschließen.

Wenn ein Patient vielfach traumatische Erlebnisse mit seinem Vater erlebt hat, lässt man ihn primär nur ein Schwarzweißfoto des Vaters vorstellen. Erst wenn dieses behandelt ist und keine Emotion mehr auslöst, lässt man den Vater als lebendige Person von weit weg vorstellen, geht schrittweise näher an ihn heran, bis der Patient sich vorstellt, wie er vor ihm steht. In der Folge soll sich der Patient den Vater in der traumatischen Situation vorstellen und zum Schluss die traumatische Situation an sich.

Jeder der Näherungsschritte muss einzeln und separat mit Therapieschritt 2–4 abgeschlossen werden, so dass jeweils keine Emotion mehr ausgelöst werden kann. Erst dann lässt man den Patienten einen Schritt näher an die traumatische Situation heran.

Pro Therapiesitzung sollten maximal ein größeres und schwerwiegenderes Trauma oder zwei leichtere traumatische Themen beziehungsweise traumatische Situationen behandelt werden. Mehr würde zur Überlastung führen.

6.3.1 Der 1. Schritt: Somatik

Der „somatische" Abschnitt wird im Rahmen der allgemeinen Akupunkturbehandlung durchgeführt (Kap. 4). Ziel ist, die Störungen der körperlichen Gesamtkonstitution und die damit verbundenen somatischen Beschwerden zu behandeln, da diese auch einen Einfluss auf die Psyche haben, wie im Themengebiet von Embodiment (Dijkstra K 2015) gezeigt werden konnte. Zudem bedingen körperliche Störungen und Blockaden eine psychische Störung, und psychische Störungen werden durch die Behandlung körperlicher Störungen leichter.

Diese Akupunkturbehandlung kann nach den Regeln der japanischen Akupunktur durchgeführt werden, die vom Autor präferiert wird. Sie kann aber auch mit einer anderen komplexen Akupunkturmethode erfolgen, die zur Behandlung der Konstitution geeignet ist, wie etwa der traditionellen chinesischen Akupunktur (TCA).

Hinweis für Psychotherapeuten

Wenn Sie als Psychotherapeut diese Methode verwenden, fehlt Ihnen möglicherweise die entsprechende Ausbildung für eine Behandlung der Konstitution mit Akupunktur. Hier wäre empfehlenswert, die Patienten für die EX.TRACT-Therapie mit einer Entspannungs- oder Meditationsübung oder hypnotherapeutischen Sequenz vorzubereiten und einzustimmen. Im Anschluss kann mit Schritt 2 fortgefahren werden.

6.3.2 Der 2. Schritt: Psychosomatik

Primäres Vorgehen

Im 2. Schritt wird die „Psychosomatik" behandelt. Hierbei bittet man den Patienten, sich die bei der Anamnese als traumatisch identifizierte Situation oder Person mit geschlossenen Augen vorzustellen. Dabei fragt man, ob und wo im Körper Missempfindungen als körperliches Korrelat der Emotionen gespürt werden.

Meist spüren die Patienten Missempfindungen entlang der Mittellinie, also an Stirn, Kehlkopf, Sternum, Epigastrium, um den Nabel oder Unterbauch. Seltener werden im seitlichen Bauchbereich oder in den Extremitäten Missempfindungen gespürt.

Häufig wandern die Beschwerden von einem körperlichen Areal zu einem anderen, so dass der zweite Schritt mehrfach wiederholt werden muss. Dabei lässt man den Patienten wiederholt sich die oben genannte Situation vorstellen. Der Schritt ist dann abgeschlossen, wenn der Patient keinerlei körperliche Missempfindungen mehr beim Vorstellen der Situation verspürt.

Körperareale und Akupunkturpunkte

In Tab. 4 sind wichtige Körperareale und die einzusetzenden Akupunkturpunkte angegeben.

Tab. 4 Körperareale und Akupunkturpunkte

Körperareal	Punkte (jeweils in der Nadelungsreihenfolge)
Stirn	Yin Tang, LG 23, LG 24
Kehlkopf, ventraler Hals	KG 22, Lu 5, YNSA 9 (Lu), YNSA 6 (3E), YNSA 12 (Di)
Sternum, Brustkorb, Herz	He 3, Pe 3, KG 14, KG 17, Lu 7, Lu 5
Oberbauch, Epigastrium	KG 12, KG 14, Ma 36, Mi 6, Mi 9, He 3
Unterbauch	Mi 4 = Chong Mai, He 3, KG 5, KG 6, Ni 16

Alternatives Vorgehen

Das alternative Vorgehen koppelt den 2. und 3. Schritt. Dies hat sich als das effizientere und praktikablere Vorgehen erwiesen.

Dabei wird der Patient nach der Aufforderung zur Imagination einer belastenden Situation oder Person zuerst gefragt, welche Emotion diese auslöst. Anschließend wird er gefragt, wo er dieses Gefühl im Körper spürt und wahrnimmt. Bei etwa 80–90 % der Patienten wird dabei von einem Missempfinden im Körper berichtet, meist an einer bestimmten Körperstelle, wie Kopf, Hals, Brust oder Bauch. Manchmal zeigen sich aber die Missempfindungen an den Extremitäten, dem Rücken oder am ganzen Körper. Anschließend wird genauso verfahren, wie im vorhergehenden Absatz beschrieben.

Exkurs: Körpergedächtnis

Das Körpergedächtnis hat zunehmend in die Psychologie Einzug gefunden. Dabei gibt es verschiedene Theorien, an welcher Lokalität sich dieses befindet. Einerseits wird die Meinung vertreten, dass sich das Körpergedächtnis im peripheren Körper lokalisiert. So

wäre etwa bei einer Unterarmfraktur die Erinnerung an das Trauma möglicherweise an der Frakturstelle auf zellulärer Ebene abgespeichert.
Aufgrund der vorherrschenden Meinung innerhalb der Literatur von Hirnforschern und Neurobiologen scheint die Theorie von Assoziationsketten überzeugender und durch vielfache Forschungsergebnisse untermauert. Sie besagt, dass beispielsweise Empfindungen an der Frakturstelle des Unterarms als sensorisches Signal ins Gehirn geleitet werden. Dort wird dann dieses Signal über verschiedene Assoziationsbahnen mit emotionalen Erinnerungen an das traumatische Ereignis gekoppelt und zusammengeführt.
Traumatische Erinnerungen werden in der Amygdala, dem Mandelkern des limbischen Systems, als „Gefahrenmuster" abgespeichert, das zum möglichst schnellen Erkennen von (zukünftigen) Gefahrensituationen dient. Hat sich ein Patient beispielsweise in einer körperlichen Auseinandersetzung mit einer anderen Person den Arm gebrochen, werden die verschiedenen Aspekte der Erinnerung in der Amygdala als Gefahrenmuster abgespeichert. Bereits die Erinnerung an einzelne Aspekte der traumatischen Situation kann Alarmbereitschaft auslösen. Die Berührungsempfindung oder gar ein Narbenschmerz an der ehemals verletzten Stelle ist ein solcher sensorischer Input, der dann wiederum als Gefahrenmuster erkannt wird und das traumatische Erinnern zur Folge haben kann. So kann dieser Input bei einer PTBS zu einem Flashbackerlebnis führen. Nach diesem Gefahrenmuster und den körperlichen Assoziationsbahnen wird im 2. Schritt gefragt und gesucht. Weitere Informationen zum Thema finden sich in Kap. 6.5.5 („Narben").

6.3.3 Der 3. Schritt: Psyche und Gefühle

6

Der 3. Abschnitt beginnt, nachdem alle körperlichen Missempfindungen aufgelöst wurden. Der Patient wird aufgefordert, sich die vorher besprochene, einst traumatisierende Situation erneut vorzustellen. Dabei wird gefragt, welches Gefühl dieses Bild auslöst. Entsprechend wird der dem Gefühl zugehörige Meridian behandelt. So wird etwa Ärger oder Wut mit Punkten auf dem Lebermeridian behandelt, Trauer mit Punkten des Lungenmeridians etc. (Tab. 5). Da alle Gefühle sich letztendlich auch auf das Herz als Residenz des Shen auswirken, nadelt man auch Punkte auf dem Herz- bzw. Perikardmeridian (Maciocia G 2020, S. 97).

Jeder Punkt entfaltet seine Wirkung auf das aversive Gefühl innerhalb von etwa ein bis zwei Minuten. Je nach Patienten und Intensität reichen zwei bis vier Punkte aus, damit sich das aversive Gefühl vollständig auflöst. Dann wird der 3. Schritt erneut wiederholt, da nach der Behandlung des einen Gefühls häufig ein anderes aufkommt. So folgen häufig auf Wut Trauer oder auf Angst Erschöpfung.

Tab. 5 Meridiane, zugeordnete Gefühle und Standardpunkte

Meridian	Zugeordnetes Gefühl	Standardpunkte (jeweils in der Nadelungsreihenfolge)
Lunge / Dickdarm	Trauer, Sorge, traurige Enttäuschung	Lu 5, Lu 7, Lu 4, Lu 1; Di 4
Milz / Magen	Ekel, Abscheu, Angewidertsein	Mi 5, Mi 6, Mi 9, Mi 10; Ma 36
Niere / Blase	• Angst mit Erschöpfung, kein Wille dagegen • Ausgeliefertsein, nichts entgegensetzen können • Scham, Schuld: Angst vor Ausgrenzung • Unsicherheit, Schuldgefühl • Erschöpfung, energielos • Verzweiflung, Selbstzweifel	Ni 3, Ni 6, Ni 7, Ni 16, Ni 27; Gb 13–17 (psychogene Beruhigungspunkte)
Leber / Gallenblase	Wut, Ärger, Zorn, Hass, Frustration, genervte Enttäuschung	Le 3, Le 4, Le 8, Le 13; Gb 12, Gb 34
Herz / Perikard	Alle Gefühle wirken sich auf das Herz (Shen) aus	He 3, He 4, He 7, Pe 3, Pe 6; KG 17 (Mu-Punkt des Perikards), KG 14 (Mu-Punkt des Herzens); Mi 20 (besonderer Punkt mit Wirkung auf das Herz)

Weitere bewährte Punkte, die die Psyche positiv beeinflussen können (Krüger D 2018):

- Magen-Punkte: beruhigen das Shen, Ma 36 gegen Wut (Hui KKS 2010), Ma 45 (Metall-Punkt) klärt Hitze des Shen.
- Punkte auf dem äußeren Blasenmeridian: Bl 42 (bei Bl 13, Lu-Shu), Bl 44 (bei Bl 15, He-Shu), Bl 47 (bei Bl 18, Le-Shu), Bl 23 und daneben Bl 52 vor allem zur konstitutionellen Vorbehandlung bei Schritt 1.
- Bl 62: beruhigt Shen
- Pe 6: direkter beruhigender Einfluss auf das limbische System
- 3E 5, 3E 9: bei Sympathikusüberaktivität und ungerichteter Erregung
- LG 20 und LG 23 zusammen mit Dü 3, Pe 6: bei innerer Unruhe, Nervosität
- Gb 40: stärkt Entscheidungskraft, verteilt Leber-Qi, kühlt Hitze
- Le 5: bei Globusgefühl am Kehlkopf, Angst, Sorge

Sonstige wirksame Punkte: Dü 3, He 7
Ohrakupunktur: Thalamus, Shen Men

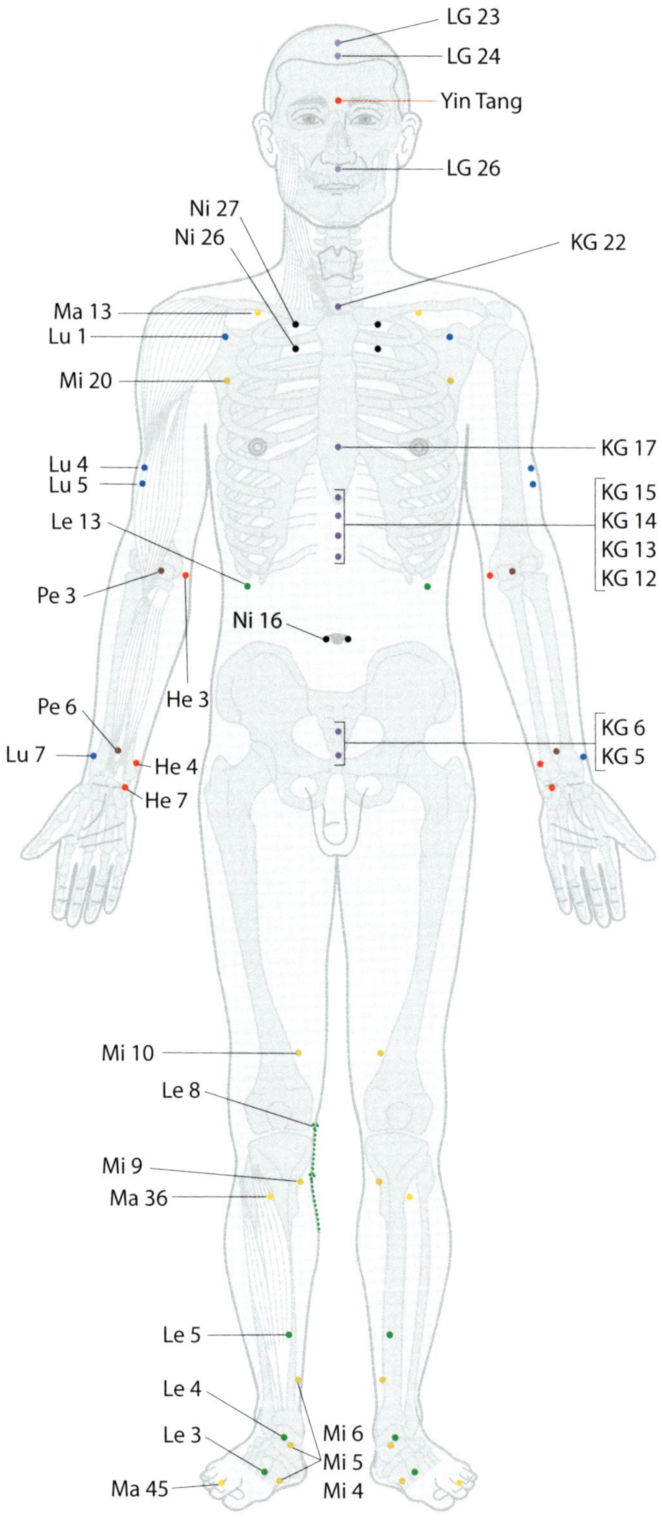
LG 23
LG 24
Yin Tang
LG 26
Ni 27
Ni 26
KG 22
Ma 13
Lu 1
Mi 20
KG 17
Lu 4
Lu 5
KG 15
KG 14
KG 13
KG 12
Le 13
Pe 3
Ni 16
He 3
Pe 6
KG 6
KG 5
Lu 7
He 4
He 7
Mi 10
Le 8
Mi 9
Ma 36
Le 5
Le 4
Le 3
Mi 6
Mi 5
Mi 4
Ma 45

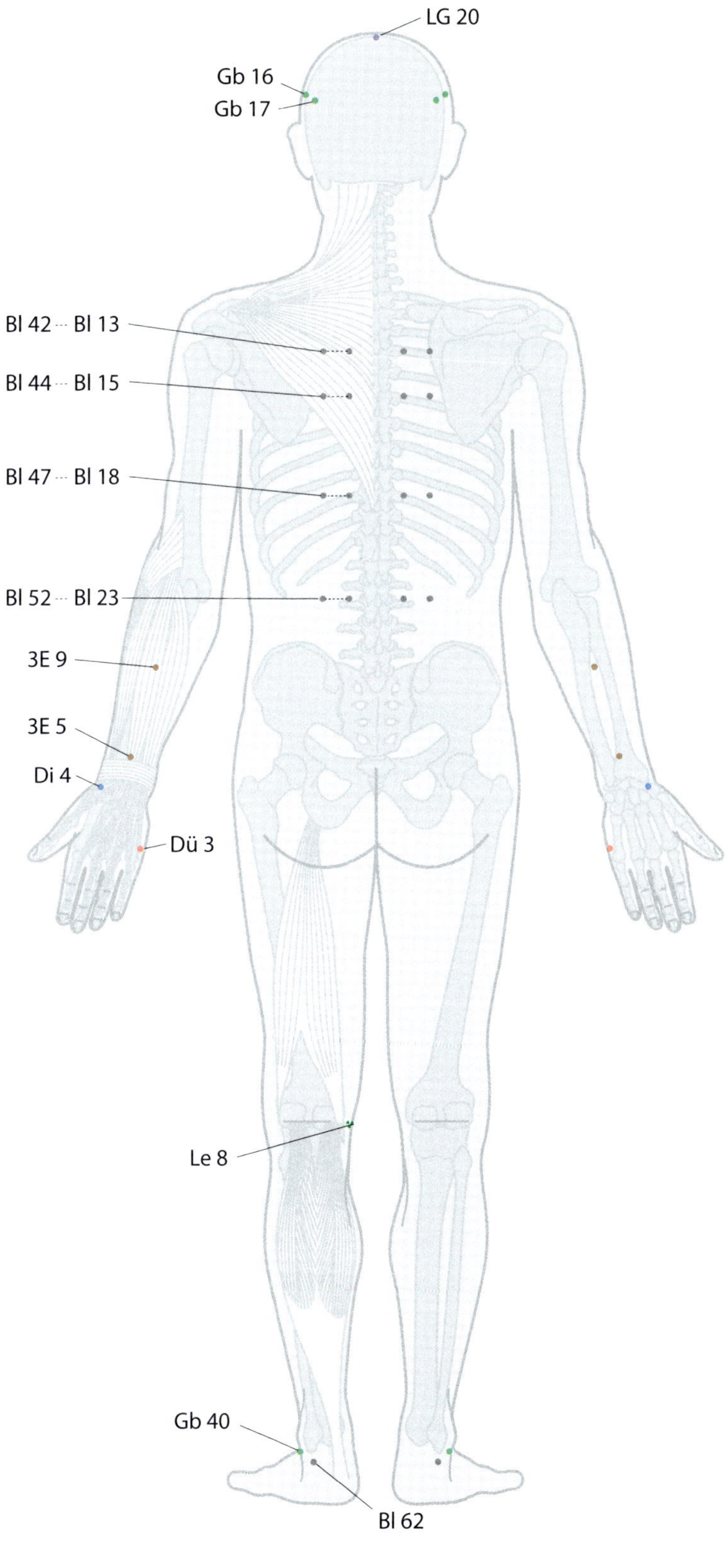
LG 20
Gb 16
Gb 17
Bl 42 ··· Bl 13
Bl 44 ··· Bl 15
Bl 47 ··· Bl 18
Bl 52 ··· Bl 23
3E 9
3E 5
Di 4
Dü 3
Le 8
Gb 40
Bl 62

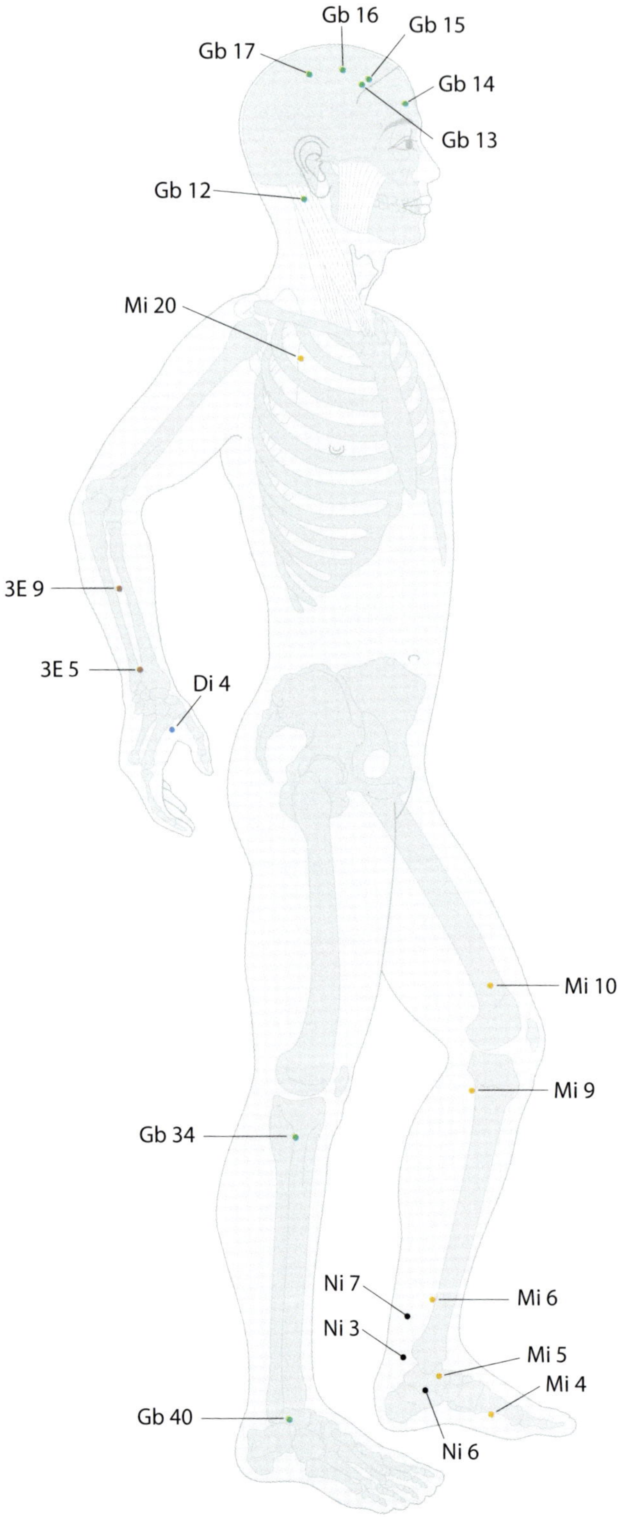
Gb 16
Gb 15
Gb 17
Gb 14
Gb 13
Gb 12
Mi 20
3E 9
3E 5
Di 4
Mi 10
Mi 9
Gb 34
Ni 7
Mi 6
Ni 3
Mi 5
Mi 4
Gb 40
Ni 6

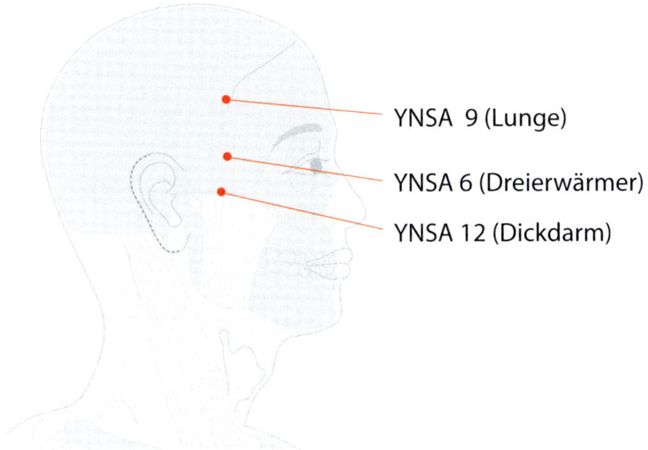
YNSA 9 (Lunge)
YNSA 6 (Dreierwärmer)
YNSA 12 (Dickdarm)

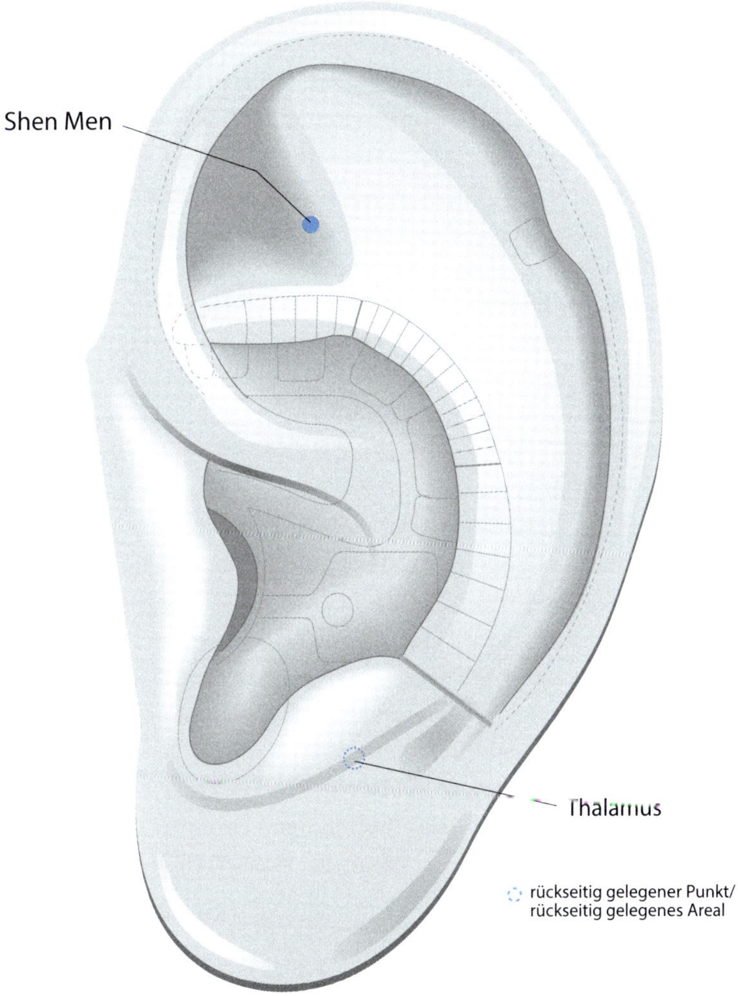
Shen Men
Thalamus
rückseitig gelegener Punkt/
rückseitig gelegenes Areal

6.3.4 Der 4. Schritt: emotionale Kontrolle

Der 4. Schritt ist erreicht, wenn im Patienten durch die Konfrontation und Exposition mit dem Trauma kein unangenehmes Gefühl mehr ausgelöst werden kann, oder im besten Fall Freude oder das Gefühl vorliegt, etwas abgeschlossen und erledigt zu haben.

Daraufhin folgt die Frage, ob die Situation oder die vorgestellte Person noch als ein scharfes und klares Bild wahrgenommen werden kann, oder ob das Bild verschwommen, farblos oder wie durch Nebel kaum mehr sichtbar wirkt. Manche Patienten beschreiben dies, als ob die betreffende Person aus dem Bild zunehmend herausgelöscht sei, bis hin dazu, dass die Person nicht mehr erkennbar sei. Andere wiederum beschreiben, dass das Bild von dessen Rand ausgehend zunehmend verschwimme.

Löst die traumatische Situation nach dem 3. Schritt zwar keine Emotion mehr aus, ist aber weiterhin ein klares, scharfes und farbiges Bild von der traumatischen Situation vorstellbar, kann man den Effekt des Verblassens hervorrufen, indem Punkte im Areal von Gb 13–15 und 17 gereizt beziehungsweise gestochen werden. Alternativ können die Klein- und Großhirnpunkte nach Yamamoto New Scalp Acupuncture (YNSA) genommen werden. Diese befinden sich dorsal von Bl 3, beidseits 1 Cun lateral der Mittellinie von LG 22–LG 24 reichend.

6

Die aktiven Punkte dieses Bereichs findet man am einfachsten, indem man mit der Rückseite des Zeigefingernagels vorsichtig an der Kopfhaut in dem genannten Bereich entlangstreift. Dabei lassen sich an mehreren Stellen leichte Dellen wahrnehmen, an denen eine Nadel gestochen wird.

Durch das behutsame Hin- und Herdrehen der Nadel und ein vorsichtiges Auf- und Abbewegen der Nadel werden diese Punkte gereizt. Im Allgemeinen werden in diesem Areal zwei bis drei Nadeln gesetzt und diese so lange gereizt, bis das Bild verblasst ist. Die Körperseite, auf der die Nadel gestochen wird, spielt der Erfahrung nach keine Rolle. In schwierigeren Fällen kann man rechts und links jeweils bis zu drei Nadeln setzen.

Verblasst das Bild nicht nach ein bis zwei Minuten, scheinen nicht alle Gefühle komplett verschwunden und abgearbeitet zu sein. Dann sollte nochmals Schritt 3 wiederholt werden.

Dieser Effekt basiert auf der neurologischen Erkenntnis, dass sowohl das Gefühlsleben als auch die emotionalen Erinnerungen dem erinnerten Bild Farbe und Schärfe verleihen. Wenn Sie sich an Ihren vorletzten banalen Einkauf beim Bäcker erinnern, dann liegt davon meist ein relativ diffuses, unscharfes und blasses Bild vor. Wenn bei diesem Einkauf indessen ein emotionales Erlebnis stattfand, wie beispielsweise ein anderer Kunde, der sich erregte oder der sehr ansprechend und freundlich wirkte oder gar zu einem Flirt bereit war, erscheint das Bild von diesem Einkauf scharf und farbig.

Erst wenn das traumatische Bild verblasst oder vernebelt ist, kann man daher von einem nachhaltigen Behandlungserfolg ausgehen.

Anhand einer langen Beobachtungszeit ließ sich feststellen, dass der verblassende Wirkungserfolg auch noch längere Zeit anhält. So beschreiben fast alle Patienten, die ein bis sieben Jahre nach der Traumatherapie befragt wurden, dass die traumatischen Bilder weiterhin nicht mehr abrufbar seien. In einer noch nicht veröffentlichten Studie an der LMU München Psychiatrie, Traumafolgestörungen, zeigte sich bei einer Nachbeobachtung drei Monate nach Therapieende der gleiche Effekt. Dies ist deshalb so eindrücklich, da derartige Effekte normalerweise wieder verschwinden. Offenbar habe sich entsprechend der hier vorliegenden Forschungsergebnisse aus neurologischer Sicht etwas nachhaltig verändert, so Prof. Zieglgänsberger, früherer Leiter der Abteilung für Neurobiologie und Neuropsychologie des Max-Planck-Institutes, München (Vortrag auf dem ICMART-Kongress, München 2018).

6.3.5 Der 5. Schritt: Reframing

„Reframing" oder „Relearning" bedeutet, dass das bisher erlebte Trauma oder die als belastend empfundene Person in einen neuen Rahmen oder Kontext gesetzt wird. Hat etwa die Mutter oder der Vater den Patienten massiv gekränkt, emotional belastet oder körperlich misshandelt, lautet das Ziel, den inneren Frieden zu finden und mit der traumatischen Situation abschließen zu können. Dies stellt für Patienten ein schwieriges Unterfangen dar. Jedoch ist kein Mensch nur und ausschließlich schlecht, böse oder negativ. Interessanterweise erinnern sich auch Patienten mit sehr negativ erlebten Personen oder Eltern durchaus an die eine oder andere positive Gegebenheit oder Erlebnisse. An dieser Stelle kann man ansetzen und nach erfolgreicher Behandlung die belastende Person in einen neuen Rahmen setzen.

Hierzu lässt man sich den Patienten nach Abschluss der vorherigen Behandlungsschritte eine Situation vorstellen, die mit der belastenden Person erlebt wurde, die aber ausgesprochen positiv in Erinnerung geblieben ist. Meist handelt es sich um Situationen aus einem gemeinsamen Urlaub, der Kindheit oder schöne und erfreuliche Feste, wie beispielsweise Weihnachten oder Geburtstag.

Während der Imagination klopft der Therapeut sanft mit der flachen Hand auf den Brustbereich zwischen dem linken Schlüsselbein und dem Herzen mit einer Frequenz von etwa 120 Schlägen pro Minute. Durch das wiederholte suggestive Fragen, ob die Erinnerung weiterhin schön und angenehm sei, wird das positive Gefühl verstärkt.

Beispiel

Der Vater eines 43-jährigen Patienten war in der Kindheit sehr häufig gegen ihn gewalttätig geworden. Nach der emotionalen Behandlung sollte sich der Patient eine positive Situation mit dem Vater vorstellen. Dabei erinnerte er sich an eine Urlaubssituation, bei der er gemeinsam mit dem Vater an einem See Steine ins Wasser geworfen hatte.
Darauf entstand bei dem Patienten ein positives Gefühl gegenüber dem Vater, der bis vor der Therapie als sehr negativ wahrgenommen worden war.

Zuweilen tritt bei den Patienten ein Gefühl von trauriger Wehmut auf, da die schöne Situation nie wiederkehren wird. In diesem Fall wird dieses Gefühl mit der Trauer zugeordneten Punkten auf dem Lungenmeridian so lange behandelt, bis es verschwunden ist. Dann wird erneut mit diesem positiven Bild geklopft.

Nach der Therapiesitzung sollen sich die Patienten diese positive Situation mehrmals täglich für einige Minuten mit geschlossenen Augen vorstellen und dabei Folgendes beachten:

- Mit der rechten Hand auf die oben benannte Stelle unterhalb des linken Schlüsselbeins mit der Frequenz von 120 Schlägen pro Minute sanft klopfen
- Aufrecht stehen oder sitzen
- Den Oberkörper aufrecht halten, die Brust herausnehmen/strecken
- Kopf leicht anheben
- Lächeln

Der Patient soll dieses Klopfritual zu Hause dreimal täglich für je drei Minuten durchführen.

Das Prozedere mag zwar auf die Patienten auf den ersten Blick seltsam wirken, hat aber einige sehr nachhaltige und entscheidende Effekte:

- Das Klopfen auf die Stelle unterhalb des linken Schlüsselbeins wird in der Ayurveda-Medizin als „Marma" bezeichnet und wird für die allgemeine Verbesserung der Gesundheit und der Emotionen angewendet.
- Durch das Klopfen in diesem Bereich werden einige emotional wichtige Akupunkturpunkte zusätzlich gereizt. Diese lauten: Mi 20, Ni 26 und 27, Lu 1, Ma 13 und 14.

Exkurs: Embodiment

Das Phänomen des Embodiment wurde ausführlich von Gerald Hüther (Cantieni B 2017) im gleichnamigen Buch beschrieben. Grundlage bildet die Erkenntnis, dass die Körperhaltung die Psyche und die Art der Gedanken nachhaltig beeinflusst. Man kann selbst den Versuch unternehmen, sich drei Minuten entweder in der eben genannten, positiven Haltung hinzustellen, also aufrechtstehend mit dem Kopf leicht nach oben gerichtet und die Brust herausgestreckt. Anschließend kann dasselbe versuchsweise mit einer zusammengesackten, gekrümmten Körperhaltung probiert werden, mit hängenden Schultern und Kopf. Die sodann aufkommenden Gedanken sowie deren Qualität zeigten laut Hüther in umfangreichen Untersuchungen signifikante Unterschiede. Es kamen bei aufrechter Körperhaltung deutlich positivere Gedanken in den Sinn als bei zusammengesackter Haltung. Zu den gleichen Ergebnissen ist auch Vera Birkenbihl über das Lächeln gekommen (Birkenbihl V 2019). Auch diesen Versuch kann man selbst unternehmen. Man grinse oder lächle für ein bis zwei Minuten. Dabei bessert sich spontan die Stimmung, unabhängig von der Ausgangsstimmung. Dies basiert auf der Tatsache, dass das Unbewusste damit in gewisser Weise überlistet wird und sich salopp gesagt denkt: Wenn das Gesicht grinst und lächelt, kann die Lage gar nicht so schlimm sein.

Das regelmäßige Wiederholen dieses Klopfrituals, unter Beachtung der oben genannten Punkte, ist ein sehr entscheidender Faktor für die Therapie. Einerseits wird mit wachsender Wiederholung die Erinnerung an das negative, alte Gefühl überschrieben, andererseits ist dies ein Werkzeug, womit sich schlechte Stimmung und trübe Gedanken positiv beeinflussen lassen.

Eine weitere Variante von positiven Gedanken stammt aus der Hypnotherapie. Hier werden hypnotische Aufträge verankert, die zu einer positiven Verhaltensänderung führen können. Hat eine Patientin etwa starke Prüfungsangst, kann man sie im 5. Schritt die folgende Situation imaginieren lassen, die die Patientin schon erlebt hat: Sie hat eine Prüfung erfolgreich abgelegt und soll sich dieses positive Gefühl von Erfolg vorstellen.

Hat ein Patient eine gewaltsame Situation überlebt, wie einen verbrecherischen Überfall mit körperlicher und psychischer Traumatisierung, lässt man ihn eine Situation imaginieren, in der er sich vollständig sicher, geborgen und in seiner Kraft gefühlt hat.

Leidet eine Patientin unter einer erlebten Mobbingsituation, lässt man sie eine Situation vorstellen, in der sie sich von anderen Menschen vollständig geliebt und angenommen gefühlt hat.

6.3.6 Nach Ende einer Therapiesitzung

Nach Beendigung der Behandlung, die nicht viel länger als 30 Minuten dauern sollte, belässt man die Nadeln für ca. 10–15 Minuten an deren gesetzter Position. Danach werden die Nadeln entfernt. Beim Entfernen der Nadeln sind keine Besonderheiten zu beachten.

Nach der Behandlung ist es sinnvoll, die Patienten darauf hinzuweisen, dass ein sofortiges Autofahren nicht sinnvoll ist. Vielmehr sollten die Patienten eine halbe Stunde spazieren gehen oder sich anderweitig positiv ablenken, weil das Unterbewusste so stark beschäftigt sein kann, dass eine Konzentration auf etwas Komplexes wie Verkehr nur eingeschränkt möglich sein kann/ist. Zudem kann die Behandlung ihre Wirkung durch eine erweiterte Entspannungsphase besser entfalten.

Für den Rest des Tages sollten sich die Patienten wenig vornehmen und für Entspannung sorgen.

Die Behandlung führt zu einer Veränderung der emotionalen Erinnerung, offenbar bis weit in die emotionsverarbeitenden Strukturen hinein. Dadurch wird die Erinnerung vieler Ereignisse sowie deren Bewertung verändert.

Hatte beispielsweise eine Patientin ein sehr schwieriges Verhältnis zu ihrem in der Kindheit gewalttätigen Vater, kann sie ihn nach Befrieden der emotional belastenden Erinnerungen in einem völlig neuen Licht wahrnehmen. Dies führt entsprechend zu einer Neubewertung vieler Erlebnisse und Erinnerungen aus der Kindheit. Dies ist für das Gehirn ein aufwendiger Prozess, der zu Erschöpfung, Müdigkeit, Unruhe, unruhigem Schlaf, aber auch sehr positiven Gefühlen führen kann.

Den Patienten sollte eine Telefonnummer gegeben werden, über die sie mit ihrem Therapeuten im Notfall Kontakt aufnehmen können. Dies ist eine Art Rückversicherung für die Patienten mit dem Gefühl, nicht allein gelassen zu werden. Allerdings ist bei all den Behandlungen, die vom Autor durchgeführt wurden, bisher keine akute notfallmäßige Kontaktaufnahme erfolgt. Lediglich in den Folgetagen entstanden selten Unklarheiten, die einfach zu klären waren. Die meisten Fragen lassen sich allerdings schon im Vorfeld klären, indem die Patienten über die verschiedenen möglichen emotionalen Zustände aufgeklärt werden.

6.4 Exits und schwierige Situationen

6.4.1 Bewährte „Notfall-Punkte"

Für schwierige Situationen gibt es verschiedene Punkte, die gestochen und dann stark gereizt werden können. Sie können wechselweise oder mit der rechten und linken Hand gleichzeitig stimuliert werden.

Hierzu eignen sich folgende Punkte:

- Ohr: Thalamus, Shen Men
- Gb 13–15, 17
- He 3, LG 23

Kommt etwa während der Behandlung ein Gefühl von Panik oder Angst auf, die mit den üblichen Punkten des Nieren- und Herzmeridians nicht gelöst werden können, sind diese Punkte hilfreich.

Bei dissoziativen Zuständen, die vor allem bei komplex Traumatisierten auftreten können, ist es sinnvoll, den Punkt LG 26 möglichst frühzeitig zu stechen und intensiv zu reizen.

6.4.2 Körperliche Bewegung

In seltenen Fällen kann ein Erregungszustand, eine starke Angstreaktion oder ein dissoziierender/dissoziativer Zustand entstehen. Wie von Peter Levine (2016) beschrieben und sehr erfolgreich angewendet, ist körperliche Bewegung sehr hilfreich. Der Effekt ist einerseits, dass der Patient abgelenkt und auf das Hier und Jetzt fokussiert wird, andererseits durch die Bewegung aber auch zusätzlich Stresshormone abgebaut werden. In der Folge beruhigt sich der Patient im Allgemeinen innerhalb von ein bis zwei Minuten Bewegen so weit, dass die starken Emotionen deutlich reduziert sind. Auch bei sehr tiefen Zuständen, bei denen der Patient kaum noch ansprechbar wirkt, ist diese Methodik gut anwendbar.

Praktisch heißt dies, dass der Patient, der bereits in Rückenlage liegt, die Beine wie zum Radfahren bewegt. Das ist anstrengend und beansprucht große Muskelgruppen des gesamten unteren Körperbereichs.

6

Beispiel

Ein Patient mit einer komplexen Traumatisierung aus der Kindheit mit über Jahre dauernder Misshandlung durch die Eltern wird einer derartigen Situation exponiert. Dabei kommt es zu ausgeprägter Angst, die sich mit Punkten auf dem Nierenmeridian gut behandeln lässt. Allerdings bleibt eine deutliche innere Unruhe bestehen. Erst durch die Radfahrbewegung mit den Beinen in Rückenlage verschwindet diese innerhalb von zwei Minuten. Danach ist der Patient deutlich entspannter und ruhiger.

6.4.3 Atmung und Atemtechniken – tactical breathing

Dave Grossman (2008) beschreibt in seinem Buch „On Combat“ eine Atemtechnik, die in vier jeweils zwei bis vier Sekunden dauernden Schritten abläuft:

- Einatmen
- Luft anhalten / Atempause
- Ausatmen
- Erneut Luft anhalten / Atempause.

Gerade die Atempause hat einen stark hemmenden Reiz auf das sympathische autonome Nervensystem, so dass sich innerhalb von ein bis zwei Minuten eine nachhaltige Beruhigung, einschließlich der autonomen Prozesse wie Herzschlag und Atemfrequenz, einstellen.

Diese Methode wurde für Soldaten entwickelt, die nach starker emotionaler oder körperlicher Belastung in kürzester Zeit sich so beruhigen müssen, dass sie ruhig und gezielt auch feinmotorisch handeln können. So muss etwa ein Scharfschütze auch in extremen Stresssituationen feinmotorisch präzise agieren können.

Diese Technik wurde für Kinder weiterentwickelt, kann aber auch von Patienten zu Hause gut angewendet werden. Je mehr diese Übung auch von den Patienten zu Hause geübt wird, desto eher haben sie ein Werkzeug zur Hand, das sie in Situationen von Angst und Stress anwenden können.

Dazu benötigt man eine duftende Blüte und fünf Kerzen, die in Reihe aufgestellt und angezündet werden. Die Anweisung zur Atmung wird mit Handlungen und Bildern verknüpft, die auch bei Achtsamkeitsübungen angewendet werden.

- Einatmen: den Duft der Blüte riechen
- Luft anhalten / Atempause: Duft genießen
- Ausatmen: eine der Kerzen ausblasen
- Luft anhalten / Atempause: Rauch beobachten

Diesen Zyklus wieder von vorne beginnen, bis alle fünf Kerzen ausgeblasen sind. Danach kann man nach Belieben eine weitere Runde durchführen.

6.4.4 Inneres Kind in Schutz nehmen

Das System des inneren Kindes hat sich inzwischen weit verbreitet. Diese Methode ist auch bei der hier verwendeten Therapie gut einsetzbar. Der Patient kann am Ende der Sitzung als positives Signal das kindliche Ebenbild oder Selbst in den Arm nehmen und es beschützen.

Beispiel

So hatte eine Patientin im Alter von drei Jahren von ihrem Vater eine starke Abwertung erlebt, bei der sie auch körperlich stark misshandelt wurde. Es wurden zuerst nach dem üblichen, bisher geschilderten Verfahren der Vater und die damit verknüpfte Misshandlungssituation sowohl behandelt als auch auf positiv entschärfte Weise gespeichert. Nachdem die Situation noch nicht vollständig „positiv programmiert" war, sollte sich die Patientin Folgendes vorstellen: „Sie gehen als erwachsene Person in diese Szene hinein, betreten den Raum, in dem Ihr Vater Sie misshandelt, gehen zu Ihrem kindlichen Selbst und nehmen

es auf den Arm. Spüren Sie sich, d. h. wie Sie sich selbst wahrnehmen und Ihrem kindlichen Selbst über den Rücken streicheln?"
Daraufhin entspannte sich die Patientin sichtlich, und der Vater wie auch die gesamte Situation verblassten zunehmend.

6.4.5 In die Szene/Situation als Erwachsener eingreifen

Wenn die Methode des inneren Kindes nicht ausreicht, kann folgende Variante beziehungsweise Erweiterung weiterhelfen. Hierzu lässt man den Patienten einen alternativen Verlauf konstruieren, der zu einer Auflösung führt.

Beispiel

Eine 45-jährige Patientin sollte sich eine belastende Misshandlungssituation aus der Kindheit vorstellen. Diese ließ sich weder mit der üblichen Methode noch mit der Methode des inneren Kindes befrieden und lösen. Aus diesem Misshandlungsszenario konnte sie sich als Kind nicht befreien, da einerseits der misshandelnde Vater übermächtig war, andererseits die Mutter die Tür des Zimmers, in dem die Misshandlung stattfand, versperrte.
Also wurde die Patientin gebeten sich vorzustellen, die Polizei zu rufen. Diese kam in diesem konstruierten Bild hinzu und nahm sowohl den Vater als auch die Mutter fest und entfernten diese aus dem Raum. Erst jetzt konnte die Patientin ihr kindliches Selbst auf den Arm nehmen und schützen und die Situation als emotional weniger belastend empfinden.

6.4.6 Medikation für den Notfall

Sollte sich ein Patient wider Erwarten nicht beruhigen lassen, keinerlei Entspannung eintreten und der Patient trotz aller o.g. Maßnahmen in einer Panikreaktion „gefangen sein", kann als letztes Mittel auch Tavor® Expidet 1,0 mg verwendet werden. Dies ist eine schnell wirksame Galenik von oral verabreichbarem Lorazepam. Alternativ kann Midazolam nasal gegeben werden. Dies ist allerdings nur den ärztlichen Therapeuten vorbehalten, die eine derartige Medikation verordnen und verabreichen dürfen. In den bisherigen Behandlungssitzungen (mehr als 6.000) musste nur einmal darauf zurückgegriffen werden. Allerdings handelte es sich dabei um eine schwer komplex-traumatisierte Patientin, die gemeinsam, d. h. im Verbund mit einem Psychiater behandelt wurde. Sie entwickelte fast nach jeder Sitzung eine kurz dauernde Panikreaktion, die in diesem einen Fall auch nach 10 Minuten trotz intensiver sonstiger Behandlung nicht nachließ.

6.4.7 Dissoziation

Unter Dissoziation versteht man das Abspalten von psychischen oder körperlichen Funktionen wie Wahrnehmung, Gedächtnis, Bewusstsein und Motorik. Vor allem bei traumatischen Themen kann dieses Phänomen auftreten, so dass Patienten auf Ansprache nicht mehr reagieren, wie gelähmt wirken oder im Extremfall psychogene funktionale epileptische Anfälle erleiden.

Dies ist ein Zwischenfall, den viele Psychotherapeuten während der Behandlung fürchten. Dieser Zustand kann – wenn auch extrem selten – auftreten. Dagegen kann von Anfang an präventiv gehandelt werden, indem man den Patienten stetig anspricht und in die Therapie einbezieht. Somit wird der Patient immer wieder in der augenblicklichen Gegenwart gehalten. Zudem wird er stetig aufgefordert, auf sein Körpergefühl zu achten und dieses zu beschreiben und zu benennen, wodurch der 2. psychosomatische Schritt stetig wiederholt wird.

Verschiedene Notfallmaßnahmen lassen sich beim Auftreten einer Dissoziation anwenden:

- Sobald sich diese anbahnt, wird der Patient aufgefordert, mit den Beinen eine Radfahrbewegung für ein bis zwei Minuten durchzuführen. Dabei werden Stresshormone schon so weit reduziert, dass sich der Patient automatisch beruhigt. Kann der Patient die Bewegung nicht selbstständig durchführen, ist auch eine passive Radfahrbewegung möglich.
- Führt dies nicht zum gewünschten Erfolg, ist das Stechen von den folgenden drei Punkten sinnvoll: LG 23, Yin Tang (drittes Auge) und vor allem LG 26. Die Nadeln werden wechselweise durch Drehen und eine leichte Rein-raus-Bewegung stark stimuliert. Spätestens nach ein bis zwei Minuten klaren die Patienten wieder auf. Diese Punkte sind auch im Notarztdienst bei schwerer Dissoziation oder bei epileptischen Anfällen zuweilen wirksam und bewährt.

6.5 Therapeutisches Vorgehen in besonderen Situationen

Die im Folgenden genannten Indikationen, Diagnosen und speziellen Aspekte wurden bereits in Kap. 1 thematisiert. Nun werden die Behandlung und das konkrete therapeutische Vorgehen erläutert.

Patienten können sich an die traumatische Situation zuweilen nicht exakt erinnern beziehungsweise können kein Bild davon abrufen, wie etwa bei vorgeburtlichen Traumata, aber auch bei stark schambehafteten Erlebnissen wie etwa einer Vergewaltigung. Das hier vom Standard etwas abweichende Vorgehen soll vor allem an Beispielen veranschaulicht werden.

Besteht von einer belastenden oder traumatischen Situation kein klares Bild oder Erinnerung, kann, ähnlich zu frühkindlichen oder vorgeburtlichen Traumata, die Vorstellung konstruiert und imaginiert werden. Man weist den Patienten entsprechend an und behandelt anschließend wie üblich.

Beispiel

Eine 33-jährige Patientin war sechs Monate wegen schwerer ängstlicher Depression in einer psychiatrischen Klinik. Ursache war die Vergewaltigung durch zwei Täter, die sie in einer Bar kennengelernt hatte, die ihr KO-Tropfen ins Getränk gaben. Primär hatte die Patientin von der Tat selbst keine Erinnerungen, aber noch von den Rahmensituationen. Entsprechend wurden die verschiedenen Themen in zehn Sitzungen im Wochenabstand wie folgt abgehandelt: zuerst die klar erinnerlichen, dann die diffusen und zum Schluss die konstruierten Erinnerungen.

Die klar erinnerlichen sind: Die Bar, in der sie mit den Tätern saß. Das Getränk mit den KO-Tropfen. Die Auffindesituation. Die körperlichen Beschwerden nach der Tat. Konstruiert wurde der Tathergang anhand der Couch in der Wohnung eines der Täter, auf der die Tat stattfand, da sie sich an diese noch erinnern konnte.

Nach zwei Sitzungen konnte sie sich zunehmend an den Tathergang und die eigentliche Tat erinnern, die dann bearbeitet wurde. An einen der Täter konnte sie sich etwas stärker erinnern. Der zweite wurde „konstruiert". Nach einer weiteren Sitzung kam ein deutlich klareres Bild von der Wohnung und dem zweiten Täter ins Gedächtnis zurück.

Nach jeder Behandlung hatte sie von dem bearbeiteten Thema nur noch ein unscharfes und diffuses Bild übrig, aber auch eine zunehmende Entspannung und Besserung ihrer depressiven Symptome. Nach fünf Sitzungen reduzierte sich die Angst so weit, dass sie in Begleitung ihrer Mutter wieder spazieren gehen konnte. Nach zehn Sitzungen waren bei der Erinnerung an die gesamte Tat kaum noch Emotionen auslösbar, und die depressiven Symptome hatten sich auch deutlich gebessert. Somit konnte sie auch die Medikation langsam reduzieren. In der Folge wurde sie alle drei bis vier Wochen zur Stabilisierung behandelt.

Die Behandlung fand im Einvernehmen mit dem behandelnden Psychiater und der Psychotherapeutin statt, von denen sie weiterhin begleitet wurde.

6.5.1 Traumata von der Zeugung bis zum 3. Lebensjahr

Auf bedrohliche Situationen, die in dieser Zeit erlebt wurden, ist bereits in Kap. 1.6 ausführlich einschließlich der wissenschaftlichen Hintergründe eingegangen worden. Diese sind wissenschaftlich nachgewiesen im Unbewussten fest abgespeichert und haben auch ohne aktive Erinnerung einen großen Einfluss auf das spätere Leben, einschließlich Temperament, Charakter und Verhalten. So führt die konkrete konstruierte Vorstellung von bedrohlichen Erlebnissen in diesem Lebensabschnitt regelmäßig zu ausgeprägten

Gefühlsreaktionen. Daher ist die Behandlung dieser Traumata von großer Bedeutung.

Das Vorgehen richtet sich nach dem üblichen Protokoll, das in einigen Beispielen verdeutlicht wird. Nach der Behandlung berichten die Patienten überwiegend von einer deutlichen Besserung und Stabilisierung ihres emotionalen Zustandes.

Vorgeburtliche Traumata

Im Falle der Zeugung durch eine Vergewaltigung der Mutter wird folgendes Vorgehen gewählt:

Beispiel

Eine Patientin wurde im Rahmen einer Vergewaltigung der Mutter durch den Vater gezeugt. Hier wurde folgendes Vorgehen gewählt: „Stellen Sie sich vor, wie Sie als eine kleine, noch nicht vereinigte Eizelle im Bauch Ihrer Mutter liegen. Stellen Sie sich dann vor, wie Ihr Vater Ihre Mutter vergewaltigt, über Ihre Mutter herfällt, und Sie dabei gezeugt werden." Dieses einfache und unscheinbar wirkende Bild löste bei der Patientin eine ausgeprägte emotionale Reaktion von Wut und Trauer aus. Nach dieser Behandlung berichtete die Patientin, dass sie sich ungewöhnlich befreit und deutlich weniger ängstlich fühle. Auch konnte sie erstmalig ihrem Vater mit einem Gefühl von weniger Voreingenommenheit begegnen.

Bei einer vorgeburtlichen Traumatisierung durch eine geplante, nicht vollzogene Abtreibung lässt man den Patienten sich nach der üblichen Vorbereitung Folgendes vorstellen: „Stellen Sie sich vor, Sie sind ganz klein und ganz jung, noch so klein, und Sie haben in dem Bauch Ihrer Mutter gut Platz. Dort sind Sie in der Wärme im Bauch Ihrer Mutter geborgen, wohl und sicher. Jetzt entscheidet Ihre Mutter (oder jedwede dritte fordernde Person), Sie abzutreiben, also Sie umzubringen, Ihren Tod zu erwirken."

Beispiel

Eine Patientin litt unter ausgeprägter Angst und Depressivität. Sie gab in der Anamnese an, dass ihre Mutter sie mehrfach abtreiben wollte. Da die Mutter allerdings zum damaligen Zeitpunkt, d.h. vor 40 Jahren, in Bulgarien lebte und die Abtreibung selbst zahlen musste, ging sie mit Bargeld in die lokale Klinik. Die dortige Ärztin verweigerte die Abtreibung, da die Mutter den geforderten Betrag nicht zahlen konnte. Einige Tage später sei die Mutter erneut in die Klinik gegangen; diesmal mit deutlich mehr Bargeld.
Aufgrund des weiterhin zu geringen Geldbetrags verweigerte die Ärztin erneut die Abtreibung. Da ein höherer Geldbetrag für die Mutter nicht möglich gewesen sei, wurde die Patientin schließlich notgedrungen ausgetragen.
Ebendiese Patientin wurde in der Behandlung gebeten, sich Folgendes vorzustellen: „Sie

sind ganz klein, so klein, dass Sie in den Bauch Ihrer Mutter als ganz kleines Kind passen. Stellen Sie sich vor, wie es dort wunderbar warm ist und Sie sich angenehm, sicher und geborgen fühlen. Und nun stellen Sie sich vor, wie Ihre Mutter Sie, in diesem wunderbar warmen, schönen und angenehmen Bauch, abtreiben will, Sie also umbringen, Ihren Tod erwirken will." Nach diesen bewusst wirkungsstarken Worten entwickelte die Patientin eine akute Angst, ähnlich der Todesangst. In der Folge wurde sie nach dem üblichen Behandlungsprotokoll behandelt. Beim nächsten Termin berichtete sie, dass sie deutlich weniger Angst, eine bessere Stimmung und weniger Depressivität spüre.

Bei Gewalterlebnissen der Mutter während der Schwangerschaft wird folgende Vorstellung hervorgerufen: „Stellen Sie sich vor, wie in dieser sicheren Geborgenheit, in der Sie im Bauch Ihrer Mutter sind, diese in akute Lebensgefahr gerät, Gewalt erlebt, einen Unfall erleidet etc., also eine akut lebensbedrohliche Situation erlebt."

Nachgeburtliche Traumata

Traumatisierungen nach der Geburt werden häufig in der Anamnese nicht beachtet. Hier ist es wichtig, gezielt danach zu fragen, wie in Kap. 1.6 erläutert. Das Vorgehen ist mit dem Vorgehen bei Traumata vor und während der Geburt nahezu identisch: Der Patient soll sich die entsprechende Situation als Bild vorstellen.

Beispiel

Ein 48-jähriger Patient hatte Zeit seines Lebens eine so ausgeprägte Arztphobie, dass ihm sowohl beim Betreten einer Arztpraxis als auch bei jedem ärztlichen Kontakt Schweißausbrüche, Angstattacken und Herzrasen überkamen. Dies begann teilweise schon Tage vor dem eigentlichen Arzttermin. Da bei dem Patienten aufgrund einer Lymphstauung im Skrotum mit 3 Liter Gewicht eine dringende OP-Indikation bestand, bat er um Behandlung. In der Anamnese zeigte sich sodann, dass er direkt nach der Geburt aufgrund von Atembeschwerden und weiteren Komplikationen mehrere Tage auf der Intensivstation verbringen musste, mit den üblichen intensivmedizinischen Behandlungen, die teilweise sehr schmerzhaft sind.
Nach dem üblichen Prozedere wurde dieses Bild intensiv bearbeitet. Er sollte sich vorstellen, wie er aus der warmen, sicheren Geborgenheit des Mutterleibes nach außen kommt, im Rahmen einer sehr schmerzhaften Geburt, in die Eiseskälte der Umwelt. Dann sollte er sich vorstellen, wie er mehrfach gestochen und die Haut dadurch verletzt und ihm ausgeprägter Schmerz zugefügt wurde. Die hierbei hauptsächlich auftretenden Emotionen waren Angst und Wut.
Diese wurden nach dem üblichen Behandlungsschema behandelt, das in Kap. 6.3 vorgestellt wird. Die Angst wurde mit Punkten auf dem Nierenmeridian und die Wut mit Punkten auf dem Lebermeridian behandelt. Zum Schluss wurden Punkte im Bereich von Gb 13–15 und 17 akupunktiert. Dabei verblasste das Bild so weit, dass er die Situation weder eindeutig imaginieren noch rekonstruieren konnte.

In der ersten Behandlung wurde er nur konkret auf dieses eine Bild fokussiert therapiert. Bereits in der Folgebehandlung zeigte er keine psychischen Symptome mehr und konnte das Bild auch nicht mehr imaginieren. So konnte er sich ohne psychische Beschwerden oder Belastungen in die Arztpraxis des Operateurs und in das Krankenhaus zur Operation begeben.

Dies ist sicher ein ungewöhnlich effizienter und schneller Verlauf. Grundsätzlich gilt aber, dass Einzelbehandlungen nicht durchgeführt werden sollen, da hinterher zuweilen emotionale Reaktionen oder neue Themen und Belastungen auftreten können, die einer Nachbehandlung bedürfen. Bei dem oben genannten Patienten wurde eine Nachkontrolle nach einer Woche durchgeführt, bei der sich keinerlei Symptome mehr zeigten und eine weitere Behandlung nicht mehr notwendig war.

Beispiele

1. Ein 45-jähriger Patient, der unter einer ängstlich agitierten Depression litt, war in seinem 2. Lebensjahr aufgrund einer akuten Blinddarmentzündung in stationärer Behandlung. Die Eltern gaben das Kind bei den Schwestern vor der Behandlung ab und durften es während des gesamten stationären Aufenthaltes nur durch ein kleines Fenster zum Krankenzimmer kurz sehen. Der Patient war, wie ihm berichtet worden war, über längere Zeit nach der Operation im Bett festgebunden und habe viel geweint. Da dieses Erlebnis offenbar mit der Depression und der Ängstlichkeit zusammenhing, wurde er in der Therapie viel folgt angeleitet: „Stellen Sie sich vor, wie Sie von Ihren Eltern mit starken Bauchschmerzen im Krankenhaus abgegeben werden, Sie in ein Bett gelegt werden und Ihre Eltern den Raum verlassen." Als nächste Sequenz sollte sich der Patient vorstellen, wie er alleine in den OP gebracht wird, alle Erwachsenen maskiert, keine vertraute Person und kaltes Ambiente. Dabei sollte er sich auch vorstellen, wie ihm durch das Legen einer Infusionsnadel Schmerz zugefügt wird. Das letzte Bild war der Aufenthalt im Krankenzimmer: „Stellen Sie sich vor, wie Sie im Bett liegen, festgebunden, Schmerzen haben und dabei alleine sind. Stellen Sie sich vor, wie Sie kurz Ihre Eltern am Fenster der Zimmertür sehen, sie dann aber schnell wieder verschwinden." All diese Situationen führten zu einer deutlichen Angstsituation, die mit den üblichen Schritten behandelt wurden, bis zum Schluss die Situationen nicht mehr klar vorstellbar waren. Hier wurden vor allem die Punkte auf dem Nieren- und Herzmeridian gewählt. Bei der nächsten Behandlungssitzung berichtete der Patient, dass er sich deutlich besser fühle und weniger Ängstlichkeit verspüre.

2. Ein 51-jähriger Patient litt im 2. Lebensjahr an einer internistisch unklaren Erkrankung. Als er von seinen Eltern im Krankenhaus abgegeben wurde, habe er stark geweint und sei kaum zu beruhigen gewesen. Danach wurde er drei Wochen lang stationär behalten, ohne dass seine Eltern ihn besuchen durften. Nach der Entlassung habe er einen deutlich veränderten Schlaf-Wachrhythmus gehabt, sei immer nachts um 2:00 Uhr erwacht und habe seine Eltern geweckt. Zudem sei er ab diesem Zeitpunkt sehr ängstlich und unsicher gewesen, habe nie auswärts schlafen wollen und sei sehr anhänglich zu seiner Mutter gewesen. Grund für sein Aufsuchen einer Behandlung waren Depressivität, Angstsymptomatik, unspezifisches Unwohlsein und Schmerzen im Lendenwirbelbereich. Bereits in der ersten Sitzung wurde die Krankenhaussituation nach dem üblichen Vorgehen behandelt. In der zweiten Sitzung berichtete er, dass er deutlich besser geschlafen habe als üblich, die Angstempfindung zurückgegangen sei und seine Stimmung sich insgesamt aufgehellt habe. Diese deutliche Verbesserung der Stimmung, aber auch der Schmerzen im Lendenwirbelbereich konnten im weiteren Verlauf so stabilisiert werden, dass er eine dauerhaft spürbare Verbesserung der Lebensqualität erlebte.

6.5.2 Lost Twin – der verlorene Zwilling

Der verlorene Zwilling spielt in der Entwicklung von Menschen zuweilen eine große Rolle. Entweder ist der Zwilling schon direkt nach der Zeugung verstorben und abgegangen oder war vor dem Tod schon etwas herangewachsen oder verstarb um die Zeit der Geburt (Kap. 1.6.2).

Die Patienten beschreiben häufig, dass sie ein Gefühl der dauerhaften Unruhe, Angst oder fehlender Ganzheit verspüren. Andere haben das Gefühl, stetig auf der Suche nach etwas zu sein, das sie nicht benennen können. Selbst wenn den Patienten mit diesen Symptomen eine derartige Gegebenheit gar nicht bekannt oder bewusst ist, kann es für sie sehr hilfreich sein, das folgende Prozedere durchzuführen.

Man gibt den Patienten folgende Anleitung: „Stellen Sie sich vor, Sie sind im Bauch Ihrer Mutter, es ist wohlig warm, Sie fühlen sich sicher und geborgen. Jetzt stellen Sie sich vor, wie Sie neben Ihrem Geschwisterchen im Bauch Ihrer Mutter sind, Ihr Geschwisterchen neben Ihnen ist. Sie fühlen sich wohl und mit ihm verbunden. Nun stellen Sie sich vor, wie Ihr Geschwisterchen neben Ihnen verstirbt. Sie sind jetzt im Bauch Ihrer Mutter allein neben Ihrem toten Geschwisterchen. Schauen Sie diesen Toten an und stellen sich dieses Bild genau vor.“ Spätestens beim Vorstellen des toten Geschwisterchens setzt eine Trauer- oder Angstreaktion bei den Patienten ein. Daraufhin wird nach dem üblichen Behandlungsschema mit Schritt 2–4 behandelt.

6.5.3 Rund um Schwangerschaft und Geburten

Vor allem in der Geburtshilfe kommt es häufig zu belastenden Situationen (Kap. 1.6.3). Immerhin wird ein Drittel aller Geburten als traumatisch erlebt. In diesem Fall sind nicht nur eine Patientin, sondern auch das Neugeborene, der Partner, die Geschwister, Eltern und Großeltern betroffen. Somit ist diese Behandlung von besonderer Bedeutung, weil dadurch nicht nur die Patientin, sondern gleichzeitig das gesamte soziale Umfeld behandelt und entlastet wird. Dies gilt nicht nur für den Moment, sondern hat Auswirkungen auf das gesamte weitere Leben von Mutter und Kind.

Kinderwunschbehandlung

Die Kinderwunschbehandlung ist für viele Patientinnen, aber auch deren Partner ausgesprochen anstrengend, belastend, von vielen Rückschlägen, Ängsten und auch körperlichen Komplikationen und Schmerzen begleitet. Einige dieser Patientinnen sind schon bezüglich der Anamnese belastet. Wenn beispielsweise eine Patientin bereits vor der aktuellen Kinderwunschbehandlung oder der dadurch herbeigeführten Schwangerschaft mehrere Abgänge, Zwischenblutungen und/oder schmerzhafte Hormontherapien mit verschiedenen Komplikationen hinter sich hatte, ist verständlich, dass auch kleine und für den normalen Menschen unbedeutende Ereignisse einen hohen Stellenwert haben.

Während der Therapien können diese Erlebnisse auch in Verbindung zu anderen belastenden Erlebnissen gebracht und gleichzeitig therapiert werden.

Behandlung während der Schwangerschaft

6

Es besteht mitunter die Meinung, dass während der Schwangerschaft weder akupunktiert noch ein Trauma angeschaut, geschweige denn bearbeitet werden darf. Hierbei stellt sich die Frage: Wie gehe ich mit einer Patientin um, die aufgrund eines traumatischen Erlebnisses und ausgeprägter Angst in dem Zeitraum vor der Geburt ihres Kindes leidet? Sicher ist es wenig hilfreich, ihr zu erklären, dass Schwangere nicht therapiert werden dürfen und sie deshalb ihre Ängste aushalten müsse. Zudem haben Angst und eine ängstliche Grundhaltung der Mutter einen deutlichen Einfluss auf die Entwicklung des werdenden Kindes, sowohl vor der Geburt als auch im weiteren Lebensweg. Daher sollten bei dieser Frage alternative Handlungswege in Betracht gezogen werden.

Die Akupunktur in der Schwangerschaft ist nachgewiesenermaßen ein probates und sehr effizientes Mittel gegen verschiedenste Beschwerden. Nebenwirkungen oder gar eine fruchtschädigende Wirkung wurden bisher nicht beobachtet.

Gerade der somatische Behandlungsschritt mit Beseitigung von Spannungen und Schmerzen im Bauchbereich stellt für Schwangere eine große Entlastung dar. Dadurch kann nicht nur das Gesamtbefinden positiv beeinflusst werden, sondern dies kann sich auch auf die psychische Situation positiv auswirken.

Eine Traumatherapie während der Schwangerschaft wurde vom Autor bereits vielfach, mit ausgesprochen positiven Ergebnissen durchgeführt. Sicher ist es – wie immer – nötig, ein angesprochenes Trauma während der Sitzung bereits aufzulösen, die Patientinnen vollständig zu beruhigen und sie mit einem guten

Gefühl nach Hause zu entlassen. Zudem sollte ein noch vorsichtigeres und sachteres Vorgehen gewählt werden.

Ursachen für Ängste während der Schwangerschaft vor der Geburt des Kindes können sein:

- Negative oder traumatische Erfahrungen während einer früheren Geburt
- Negative Erfahrungen von nahestehenden Personen bezüglich der Geburt
- Traumatische schmerzhafte Erlebnisse in der Anamnese
- Traumatische Erfahrungen bezüglich Krankheit und Krankenhaus

Die Therapie von Schwangeren unterscheidet sich von der von Nicht-Schwangeren nicht wesentlich. Wichtig ist, dass das Stechen von Nadeln im Bauchbereich von Schwangeren als sehr unangenehm empfunden wird und daher unterlassen werden sollte. Lediglich mit Akupressur oder Akupunkturmagneten kann hier – durchaus effektiv – behandelt werden.

Postpartale Depression

Auf das Thema postpartale Depression (PPD) wurde bereits in Kap. 1.5 ausführlich eingegangen. Eine PPD kann nicht nur in den ersten sechs Monaten nach der Geburt auftreten. Vielmehr können traumatische Geburtserlebnisse auch weit später zu psychischen Symptomen führen. Von daher ist es sinnvoll, nach Geburten damit einhergehende belastende Erlebnisse zu erfragen.

Auslöser für psychische Belastungen können sein:

- Drohender Abgang
- Längeres Liegen-Müssen während der Schwangerschaft
- Abrupt eingeleitete Geburt
- Kaiserschnitt, geplant oder ungeplant
- Notkaiserschnitt, ohne oder mit Komplikationen
- Akute Gefahr für das Kind, wie schlechte Vitalwerte etc.
- Akute Gefahr für die Mutter
- Schwere Geburt mit Saugglocke oder Ähnlichem
- Schwere Komplikationen nach der Geburt
- Komplikationen beim Kind nach der Geburt mit oder ohne Aufenthalt auf Intensivstation
- Entfernen des Kindes von der Mutter für medizinische Untersuchung oder Behandlung

Beispiel

Eine Mutter hatte unmittelbar nach der Geburt eine lebensbedrohliche Blutung aufgrund eines geplatzten Aneurysmas im Uterus. Erst als ihr Blutverlust so groß war, dass sie fast bewusstlos war, konnte die Blutungsquelle durch einen interventionellen Radiologen gestoppt werden. Mit der Geburt verband sie nicht nur das schöne Gefühl, ein Kind geboren zu haben, sondern wurde durch das Kind immer wieder an die angstauslösende Lebensbedrohung erinnert. Durch das Ereignis war sie auch noch so stark geschwächt, dass sie sich in den ersten Tagen nicht um ihr Kind kümmern konnte, wodurch auch Gefühle von Schuld und fehlender Mutter-Kind-Bindung entstanden. Da sie zudem eine unsichere Persönlichkeitsstruktur hatte, die durch die schwierige Beziehung zu den Eltern hervorgerufen wurde, war der Weg in die PPD gebahnt. Hier war die therapeutische Intervention in der Kombination sinnvoll, also das Behandeln des traumatischen Blutungserlebnisses, der Trennung vom Kind und des Schuldgefühls, das Kind nicht versorgen können. Zusätzlich wurden die Abwertungen und Kränkungen durch die Eltern, die sie in der Kindheit erlebt hatte, mit dem damit verbundenen eingeschränkten Selbstwertgefühl behandelt.

Als weitere belastende Faktoren können folgende Gegebenheiten beitragen:

- Konfrontation mit den eigenen schon vorher bestehenden Ängsten (wie Versagens- oder Schmerzangst), dem Gefühl der Unvollkommenheit und/oder einem unrealistischen und überzogenen Mutterbild
- Neue soziale Strukturen wie Aufgabe der Berufstätigkeit, soziale Isolation wegen veränderter Freundschaften (die bisherigen Freunde haben noch keine Kinder)

Hat eine Patientin vor der Schwangerschaft und Geburt Erfahrungen mit sexueller Gewalt, kann es zu einer Retraumatisierung kommen, die wiederum Ursache für eine postpartale Depression sein kann.

Hinweis

Bei Anzeichen einer postpartalen Psychose ist eine sofortige psychiatrische Behandlung erforderlich (siehe Kap. 1.5).

Kränkung und Geburt

Neben traumatischen Erlebnissen vor, während und nach der Geburt, die für die Mütter per se schon ein hohes Maß an psychischer Belastung in sich bergen, können auch kränkende, abschätzige, beleidigende und/oder entwertende Bemerkungen bzw. Handlungen von Seiten der Pflege, Hebammen und Ärzte zu schweren psychischen Belastungen führen. So äußerte beispielsweise ein Gynäkologe gegenüber einer Patientin, die eine sehr schmerzhafte und belastende Geburt erlebt hatte: „Wenn Sie schon gebären wollen, dann müssen Sie schon ein bisschen Schmerz aushalten können". Ein anderer Gynäkologe sagte beispielsweise zu einer Patientin, dass sie „nun mal für eine normale Geburt ungeeignet und unbrauchbar sei".

Wenn derartige kränkende und abwertende Stellungnahmen und Äußerungen auf bereits emotional vorbelastete und körperlich geschwächte Mütter treffen, kommt dies einer psychischen Traumatisierung gleich. Entsprechend ausgeprägt zeigen sich in der Folge die Symptome der postpartalen Depression.

Kaiserschnitt-Geburten, Zustand nach Sectio

Das Selbstverständnis einer Frau bezüglich ihrer Weiblichkeit wird häufig nicht nur durch ihr Äußeres definiert, sondern in hohem Maße auch durch ihre biologische Funktionalität. Dies bedeutet unter anderem die Fähigkeit, ein Kind zu zeugen, auszutragen und auf natürlichem Wege gebären zu können. Wenn eine Frau dies nicht vollbringen kann, führt es nicht selten zu einem verminderten Selbstwertgefühl, einem Gefühl, keine vollständige Frau zu sein, bis hin zu Schuldgefühlen. Verstärkend können sich Erlebnisse in der Kindheit auswirken, die das Selbstwertgefühl unterminiert haben.

Daher sollte in der Therapie kränkendes und abwertendes Verhalten von einem oder mehreren Elternteil(en) immer einbezogen werden. So kann man beispielsweise die Patientin die Geburtssituation oder den Kaiserschnitt vorstellen lassen und dabei den schwierigen Elternteil im Kreißsaal einbeziehen. Hierzu soll sich die Patientin den belastenden Elternteil in die Geburtssituation „hineinimaginieren" und dessen kränkende Kommentare vorstellen.

Ein weiterer Aspekt ist die Trennung vom Partner, der vor allem bei einem Notkaiserschnitt meist nicht mit in den Operationssaal darf. In der Situation der Trennung und Lebensbedrohung erlebt die Patientin *„dann Hilflosigkeit, Angst oder gar Panik – Erfahrungen, die zu einer posttraumatischen Belastungsstörung führen können"* (Brisch K-H 2013, S. 125).

Aufenthalt des Neugeborenen auf Intensivstation

Ist das neugeborene Kind in einem so kritischen Zustand, dass es auf der Intensivstation versorgt werden muss, kumulieren mehrere belastende Faktoren: die Angst um das Überleben des Kindes, das schnelle Entfernen des Kindes von der Mutter nach der Geburt sowie die teilweise länger anhaltende Trennung. Zudem sind die Mütter durch die Geburt geschwächt und zum Teil durch Schmerzen belastet, so dass sie ihr Kind nicht versorgen können. Abgesehen von den Auswirkungen auf das Neugeborene durch die mitunter schmerzhafte medizinische Versorgung und die dadurch entstehende Distanz zur Mutter können in der Folge bei der Mutter Ängste, Schuldgefühle,

Trauer, das Gefühl der Einsamkeit, Verlusterleben und viele andere, belastende Gefühle auftreten.

Der Partner oder eine vertraute Person ist hier eine große Stütze. Darf oder kann er nicht anwesend sein, wie etwa aufgrund der Covid-19-Gegebenheiten, können sich die negativen Gefühle der Mutter verstärken.

Die Väter und Partner der Mütter – die Vergessenen

Der am häufigsten vergessene, aber teilweise deutlich belastete Teilnehmer einer Schwangerschaft und Geburt ist der Vater. Wenn er bei auftretenden Geburtskomplikationen mitansehen muss, wie hilflos und ohnmächtig seine Partnerin während der Geburt ist, wirkt das auf den Vater ausgesprochen belastend. Zudem sind es viele Männer als Macher und Problemlöser gewohnt, in schwierigen Situationen einzugreifen und eine Lösung herbeizuführen. Im Falle einer Geburt sind ihnen allerdings aufgrund der fehlenden fachlichen Kompetenz alle Hände gebunden.

Etwa 4 % der Väter erleiden eine postpartale Depression. Von daher ist es immer notwendig, nach dem Befinden des Vaters zu fragen. Gegebenenfalls kann dessen Behandlung für ihn und die gesamte Familie eine große Hilfe sein.

6.5.4 Traumatherapie bei Kindern

Kinder können ebenso wie Erwachsene stark traumatisiert werden. Häufig haben sie allerdings noch keine so ausgeprägte Ansammlung von aufeinander aufbauenden Traumatisierungen, so dass deren Behandlung häufig einfacher ist. Oft sind Kinder allerdings nicht so sehr in der Lage, sich die traumatischen Situationen so exakt vorzustellen. Zudem können sie Gefühle weniger exakt in Worte fassen. Von daher sind hier einige Besonderheiten zu beachten. Von diesen abgesehen ist aber das Vorgehen identisch mit dem bei den Erwachsenen.

Gefühlsäußerungen wie Trauer, Wut oder Unsicherheit sind für sie häufig zu abstrakt, daher ist die Wahl ihrer Sprache sinnvoll. So kann Trauer eher als schade, Wut als nervig, Unsicherheit als „das macht Angst und ist gar nicht schön“ benannt werden. Grundsätzlich ist eine kindgerechte, einfache Sprache ohne lange Sätze für die Kinder deutlich verständlicher und fördert das gegenseitige Vertrauen.

Da die Aufmerksamkeitsspanne von Kindern geringer ist als die von Erwachsenen, ist das Vorgehen in kleineren Schritten sinnvoll und es ist besser, mehrere Behandlungen zu wählen. Auch sollte das Vorgespräch vorher mit den Eltern ohne die Kinder geführt werden, damit die Geduld der Kinder nicht durch lange Vorgespräche auf die Probe gestellt wird und dadurch ein Widerwillen aufkommt, der die Behandlung erschwert. Dies bedeutet, beim ersten Termin mit dem Kind in Kontakt zu treten und es in den Mittelpunkt zu stellen.

Hier hat sich bewährt, den Kindern die Angst vor der Behandlung zu nehmen und ihnen die Akupunkturmagnete vorzustellen. Die Behandlung mit Nadeln führt im überwiegenden Fall zu Angst vor Schmerz und erschwert damit die Behandlung unnötig. Frühestens ab dem 10. bis 12. Lebensjahr können Nadeln verwendet werden, allerdings sollen sie ausgesprochen dünn sein. Siehe hierzu auch Kap. 4.4.

Beispiel

Ein zum Behandlungszeitpunkt sechsjähriger Junge hatte miterlebt, wie sein älterer Bruder aus dem ersten Stock stürzte, direkt neben ihm auf der Terrasse aufschlug und schwer verletzt wurde. Zum Zeitpunkt des Unfalls war der Junge drei Jahre alt und hatte eine sehr klare Erinnerung an den Vorfall.
In einem Vorgespräch mit den Eltern ohne den Jungen wurden das Ereignis und die Rahmenbedingungen besprochen. Mit dem Jungen und den Eltern wurde vor der Behandlung nur ein kurzes Gespräch geführt, bei dem er im Vordergrund stand. Zu dem Vorfall wurde er nur oberflächlich befragt. Ihm wurde dabei auch kurz erklärt, was auf ihn zukommt, und die Akupunkturmagnete wurden vorgestellt, so dass er sich gut auf die Behandlung einlassen konnte. Während der gesamten Behandlung saß die Mutter neben ihm.
Primär wurde die Konstitution mit japanischer Akupunktur behandelt. Bei der psychischen Behandlung wurde er hauptsächlich angeleitet, sich seinen Bruder vorzustellen. Dabei kam es zu einer Trauerreaktion, die mit Lungenpunkten entsprechend behandelt wurde. Dann wurde die Situation des Unfalls bearbeitet. Durch das Erinnern an diesen Vorfall entwickelte er eine deutliche Trauer und auch Angst. Diese ließen sich gut durch Nieren- und Lungenpunkte behandeln. Zum Schluss wurde das noch scharfe Bild vom Unfall mittels Akupressur mit mehreren Fingern auf Punkten im Bereich Gb 13–17 entschärft und verblasst. Dies dauerte nur wenige Sekunden.
Auffällig, aber auch typisch für die Behandlung bei Kindern ist, dass der Junge sehr schnell und gut reagierte. Er zeigte keinen Widerwillen oder Widerstand, sondern war sehr kooperativ. Auch funktionierte die Exposition mit der Vorstellung des Unfalls sehr gut, wie es bei fast allen Kindern der Fall ist.

6.5.5 Narben

Körperliche Narben können im Leben einschneidende Ereignisse markieren, wie es der Terminus an sich schon sagt. Sie können auch mit Traumata assoziiert sein und somit auch seelische Narben zurücklassen. Glücklicherweise sind die meisten von untergeordneter Bedeutung. Einige markieren allerdings einen deutlichen Wendepunkt im Leben. Sie geben auch während der Behandlung Hinweise auf Verletzungen oder Operationen, die der Patient während der Anamneseerhebung verschwiegen, vergessen oder einfach nicht benannt hat.

Beispiel

Eine 50-jährige Patientin hatte an beiden Hüftseiten eine je 15 cm lange Narbe, von der die Patientin bei der Anamnese nicht berichtete. Sie wurde im 2. Lebensjahr in den frühen 1970er-Jahren beidseitig wegen Hüftdysplasie aufwändig operiert. Während der gesamten Behandlung war sie, wie in unserem Kulturkreis üblich, im Krankenhaus allein und von den Eltern getrennt. Dass dieses für eine Zweijährige ein folgenschweres Erlebnis bedeutet, muss nicht weiter erörtert werden. In der Behandlung zeigte sie bei der Vorstellung der Trennung von der Mutter wie auch der schmerzhaften Therapien eine ausgeprägte emotionale Reaktion. Nach der Behandlung waren die emotionalen Beschwerden, derentwegen sie zur Behandlung kam, deutlich leichter.

An diesem Beispiel wird deutlich, dass selbst einschneidende Erlebnisse von den Patienten nicht primär benannt werden, obwohl diese eine nachhaltige Wirkung haben können.

Ob in den Narben selbst und in deren Zellen ein Trauma abgespeichert ist, oder ob es Assoziationsketten gibt, die ein körperliches Missempfinden und ebensolche Zeichen mit einer Emotion verknüpfen, ist nicht zu klären und für die Behandlung nicht relevant. Bedeutsamer ist, die Narben wahrzunehmen, zu thematisieren und bei Bedarf deren emotionale Belastung zu entkoppeln.

Die direkte Narbenbehandlung kann auf verschiedene Weise erfolgen, sei es mit Neuraltherapie, dem Einspritzen von Lokalanästhetikum oder mit Methoden der japanischen Akupunktur. Wichtig ist in erster Linie, den Patienten bei der Behandlung möglichst keinen Schmerz zuzufügen.

So wurde einer Patientin nach einer Handfraktur mit nachfolgendem CRPS (Chronic Regional Pain Syndrome, auch unter Morbus Sudeck bekannt) direkt in die extrem schmerzhafte Narbe Lokalanästhetikum gespritzt. Dies war nicht nur völlig wirkungslos, sondern traumatisierte die Patientin durch den starken Schmerz beträchtlich.

Eine weitere Möglichkeit ist, die Narbe zu berühren und leichten Druckschmerz auszulösen. Dann fragt man den Patienten, was für ein Gefühl dies hervorruft. Meistens wird von Angst, Trauer, Wut oder Ähnlichem berichtet. Diese Emotionen werden mit den entsprechenden Akupunkturpunkten aufgelöst, wie im 3. Schritt beschrieben.

Eine dritte Möglichkeit ist, zuerst die Narbe und anschließend das Trauma zu behandeln, das mit ihr in Verbindung steht.

6.5.6 Mobbing

Mobbing stellt eine Form von Kränkung und Entwertung bis hin zu Ausgeschlossensein aus einer Gruppe dar, zu der man gerne gehören würde. Es kann in den verschiedensten sozialen Kontexten erlebt werden, wie in Familie, Schule, Beruf, dem Verein oder der Peergroup.

Wie in Kap. 1.4.2 bereits angesprochen, kann Mobbing sich besonders belastend auswirken, wenn beim Gemobbten bereits in der Vergangenheit eine ähnliche Mobbingsituation aufgetreten ist. Daher ist es immer sinnvoll, nach deckungsähnlichen und ebenso belastenden Situationen zu suchen, die dann primär und in Verbindung mit der aktuell belastenden Situation zu behandeln sind. Die Fragen lauten hier: Wo und wann haben Sie etwas Ähnliches schon erlebt? Hatten Sie schon früher eine ähnliche Erfahrung? Sehen Sie Ähnlichkeiten zu dem Verhalten Ihrer Eltern?

Darauf wird primär die Mobbingsituation an sich bearbeitet. Im nächsten Schritt lässt man die Vorstellung konstruieren, in der beispielsweise der kränkende Vater ebenfalls die Szene betritt und in der ihm eigenen Art den Patienten beschimpft, abwertet oder Ähnliches. Erst wenn auch diese kombinierte Verknüpfung bearbeitet ist, ist auch die Mobbingsituation an sich befriedet und entstört.

6.5.7 Nahrung, Essen und Übergewicht

Nicht selten wünschen Patienten mit Hilfe der Akupunktur abzunehmen. Es gibt jedoch keine Akupunkturpunkte, die zu einem erhöhten Grundumsatz und dadurch vermehrter Fettverbrennung führen.

Dass Nahrungsaufnahme in hohem Maß von Emotionen gesteuert wird, ist bekannt. Dass der schlagartige Anstieg des Blutzuckerspiegels nach Verzehr von schnell resorbierbaren Kohlenhydraten wie Weißmehlprodukten oder Zucker glücklich macht, liegt an dem dadurch ausgelösten Dopaminanstieg im Gehirn. So lassen sich aversive Gefühle schnell vertreiben, aber leider nur kurzfristig. Also muss wieder etwas gegessen werden, mit der Folge von Übergewicht und allen Konsequenzen. Gerade Patienten mit einem Body-Mass-Index über 35 sollten nicht mit Vorwürfen wegen ihres Gewichtes konfrontiert, sondern vielmehr nach der Ursache befragt werden. Schließlich hat der Drang zum Dopaminanstieg seinen Grund, der häufig in einer Traumatisierung liegt, die zu behandeln ist.

Hierbei handelt es sich nicht um eine klassische Sucht, sondern um ein Fehlverhalten, das weder gewünscht noch sinnvoll ist.

Manche Patienten leiden aber nur unter bestimmten Vorlieben und Gelüsten, die für sie kaum zu kontrollieren sind. So hatte eine Patientin eine unkontrollierbare Vorliebe für bestimmte Schokokekse, von denen sie täglich mindestens fünf bis zwanzig Stück aß. Obwohl die Patientin normalgewichtig war, störte sie der Konsum beträchtlich, vor allem der innere Druck zum Verzehr.

Das Vorgehen ist nicht anders als bei der Behandlung von Traumata. Man lässt den Patienten sich nach der üblichen konstitutionellen Vorbehandlung das Essen bzw. das Objekt der Begierde vorstellen. Man weist ihn dann an: „Stellen Sie sich vor, Sie nehmen den Keks in die Hand, riechen an ihm, genießen den Geruch, beißen ein Stück ab und kauen diesen köstlichen Biss. Nun genießen Sie den Geschmack."

Der Patient wird dann gefragt, wo er den Geschmack vor allem auf der Zunge wahrnimmt. Die Zuordnung des Areals zu den jeweiligen Organen richtet sich nach den Regeln der chinesischen Akupunktur.

Wird der „verführerische Geschmack" vor allem an der Zungenspitze wahrgenommen, so sticht man Punkte auf dem Herzmeridian, die im 3. Schritt benannt sind. Wird er vor allem im hinteren Zungen- und Rachenbereich wahrgenommen, sticht man Punkte des Nierenmeridians (s. a. Tab. 5).

6

Anschließend werden die Nadeln stimuliert, und der Patient wird gefragt, welchen Geschmack er nun wahrnimmt. Nach kurzer Zeit verschwindet die Geschmackswahrnehmung, und der Patient hat das Gefühl, auf einer geschmacklosen Masse herumzukauen. Die Assoziation zu dem „verführerische Geschmack" verschwindet erstaunlicherweise. Dies kann man mehrere Runden wiederholen, damit sich die Wirkung verfestigt.

Beispiel

Eine etwas übergewichtige Patientin mit ausgeprägter Vorliebe für Nougat-Schokolade berichtete von ihrem Leid. Nach einer Behandlung hatte die Schokolade den Geschmack vollständig für sie verloren. Als sie einige Wochen später von ihrem Sohn unbedacht ein Stück Schokolade aß, war sie entsetzt, welch grässliche Schokolade er essen würde. Der Sohn meinte daraufhin wohl ganz erstaunt: „Mama, das ist doch deine Lieblingsschokolade".

Die Behandlung bedeutet aber nicht, dass die Patienten lebenslänglich einen schlechten Geschmack beim Essen des behandelten Nahrungsmittels erleben. Vielmehr lassen häufig der große Drang und die Begierde nach derartigen Nahrungsmitteln deutlich nach.

7 Behandlungssetting

7.1 Allgemeines Vorgehen

Die Behandlung von traumatisierten Patienten und die dabei erfolgende, häufige Konfrontation mit traumatischen Situationen kann für den Therapeuten als eine Belastung empfunden werden. Zudem erfordert es ein gewisses Maß an Mut, Patienten im Rahmen der Exposition an das traumatische Erlebnis in eine emotional belastende Situation zu bringen. Allein die Vorstellung, einen Patienten in eine „panikartige bis panische Stimmung" zu versetzen, kann verunsichern. Daher sollte man mit leichten Traumata und Belastungen beginnen, um sich mit der Methode vertraut zu machen und sich ihr anzunähern. Zu Beginn ist es auch möglich, einfache Belastungen und Situationen auszuwählen, die nicht als schwerwiegend empfunden werden und wenig Potenzial haben, die Patienten in eine ausgeprägte psychische Belastungssituation zu bringen.

So kann beispielsweise zuerst mit einer belastenden Situation in der Arbeit begonnen werden, ohne dass man sofort die Verbindung zu belastenden Eltern oder Vorerlebnissen herstellt. Man kann den Patienten primär nur den belastenden Chef oder eine banale Verletzung vorstellen lassen, ohne weiterzugehen. Möglich ist auch die imaginäre Vorstellung des Lieblingssnacks, der zwischendurch „genascht wird". Dies sind alles wenig belastende Situationen, die keine ausgeprägte emotionale Reaktion erwarten lassen und Vertrauen zur EX.TRACT-Methode schaffen.

Wer geübt ist in der Selbstakupunktur, also darin, sich selbst zu akupunktieren, kann auch bei sich selbst mit nur leicht belastenden Situationen und Personen beginnen und Erfahrungen sammeln.

Anders als in der psychotherapeutischen Traumatherapie wird hier auf die sogenannte Stabilisierung in mehreren Sitzungen vor der Benennung und Bearbeitung des Traumas bewusst verzichtet. Bereits nach wenigen Minuten wird das Trauma benannt und damit begonnen, dieses zu bearbeiten und zu behandeln. Dabei orientiert man sich an dem vorher erwähnten Patientenfragebogen.

Bestehen bei mehrfach traumatisierten Patienten keine Verbindungen zwischen den Einzeltraumata, so kann man mit der akuten oder dominanteren Belastungssituation beginnen. Ist diese zu belastend, kann aber auch mit einem Thema begonnen werden, das den Patienten weniger belastet.

Häufig gibt es zwischen einer traumatisierenden Situation oder traumatisierenden Personen eine Verbindung bzw. Ähnlichkeit mit einem älteren Thema. Dies folgt der Systematik von Erst- und Zweitschlag oder Erst-/Ursprungs- und Folgetrauma.

Je nach Trauma ist entweder das ursprüngliche oder das aktuellere Thema primär zu behandeln, danach das andere. Sind beide Situationen einzeln adäquat behandelt und befriedet, wird der Patient gebeten, sich beide Situationen oder Personen gleichzeitig nebeneinander oder überlagert vorzustellen.

Dies hat zur Folge, dass die Effektivität der Behandlung deutlich gesteigert wird, indem nicht nur die Einzelthemen, sondern auch die Verbindungen zwischen den verschiedenen Traumata behandelt und aufgelöst werden.

Beispiel

Eine Patientin wurde sowohl von ihrem Vater als auch von ihrem Ex-Partner misshandelt. Folglich wird sie in der Therapie gebeten, sich zuerst eine Situation der Misshandlung durch den Vater vorzustellen. Nachdem diese Situation befriedet ist, soll sie sich eine Misshandlungssituation durch den Ex-Partner vorstellen. Diese führt ebenso zu Angst und Unsicherheit. Nachdem beide Situationen und Personen einzeln befriedet und entschärft sind, wird die Patientin gebeten, sich folgende Situation vorzustellen: Der Vater und der Ex-Partner stehen beide vor ihr und schimpfen und schlagen auf sie gleichzeitig ein. Dies führt zu einer erneuten deutlichen Angst-, aber auch Trauerreaktion. Diese lässt sich aber innerhalb von etwa zwei Minuten gut beruhigen. Nachdem beide Personen so befriedet sind, lässt man die Patientin sich eine schöne Situation mit dem Vater vorstellen, die dann entsprechend mit Marma-Klopfen des 5. Schrittes fixiert wird.

Hat ein Patient etwa eine kränkende Mobbingsituation in der Arbeit und gleichzeitig ein Thema mit seinem kränkenden Vater aus der Kindheit, werden Vater und „Mobber" primär einzeln bearbeitet. Im Anschluss soll der Patient den Vater in die kränkende Mobbingsituation der Arbeit bildlich hineinstellen, sozusagen den Vater neben den „Mobber" stellen, und sich vorstellen, wie beide auf ihn einschimpfen. Diese gleichzeitige und überlagerte Exposition führt zu Gefühlen der Unsicherheit und Angst, die gut zu behandeln sind.

7.2 Wortwahl und Sprache

Die Wahl der Sprache und Worte ist von zentraler Bedeutung. Abhängig von der Herkunft, dem sozialen Status, Alter etc. sind unterschiedliche Sprachfärbungen und Dialekte zu finden. Es wird einfache oder komplexe Sprache verwendet mit weniger oder mehr Fremdwörtern. Entsprechend sollte sich die Sprache des Therapeuten anpassen. So ist mit einem Kind anders zu sprechen als mit einem Universitätsprofessor. Hier bedarf es des passenden Fingerspitzengefühls.

Kraftausdrücke und stark tendenziöse Ausdrücke, die Emotionen zu stark provozieren, sollten vermieden werden, da sie die Therapie unter Umständen in eine falsche Richtung lenken.

Worte wie „Trauer" oder „Wut" sind für manche Patienten nur schwer zu akzeptieren oder zu ertragen, da sie als Niederlage empfunden werden können. Daher werden Worte wie „nervig" oder „schade" besser verstanden, akzeptiert und umgesetzt. Vor allem für Kinder und Jugendliche sind diese Termini besser zu verstehen.

7.3 Zeit nehmen und Behandlung final abschließen

Der Gesamtzeitaufwand pro Behandlung liegt bei der ersten Sitzung zwischen 40 und 60 Minuten, ab der zweiten zwischen 40 und 50 Minuten. Es ist zudem sinnvoll, sich genügend Zeit zu nehmen, um jede Behandlung auch final abzuschließen. Der Patient soll schließlich immer mit einem guten Gefühl die Praxis verlassen können. Plant man zu wenig Zeit ein und kommt dadurch unter Zeitdruck, besteht die Gefahr, mitten im Behandlungsprozess abbrechen zu müssen, woraus weder ein gutes Gefühl noch eine gute Behandlungssitzung erwächst. Zudem ist es auch für die Therapeuten nicht sehr befriedigend.

7.4 Nur Behandlungsserien vereinbaren

In einer Behandlungssitzung, vor allem in der ersten, werden Erlebnisse thematisiert, die zuweilen schwer belastend sind. Dies bedarf immer einer Nachbehandlung mit erneutem Thematisieren. Die Erfahrung zeigt, dass Patienten, die aus welchen Gründen auch immer nur einmal behandelt wurden, nach zwei bis drei Wochen einen emotionalen Einbruch erleben können. Daher ist es empfehlenswert, ausschließlich Behandlungsserien zu vereinbaren und diese auch vom Patienten einzufordern, da es dem Schutz des Patienten dient. Schließlich liegt es in der ärztlichen Kompetenzdefinition, die Beschwerden der Patienten nachhaltig zu verbessern.

7.5 Nachbehandlung

Je nach Verlauf der Therapie ist es sinnvoll, den Patienten nach drei bis sechs Wochen erneut zu einem Behandlungstermin zu bitten, um den psychischen Verlauf zu beurteilen und ggf. Traumata nachzubehandeln. Zuweilen kommen neue Aspekte von bereits bearbeiteten Themen auf, die ebenfalls Handlungsbedarf erfordern. Danach kann man – nach weiteren drei bis sechs Wochen – nochmals im Sinne der Nachsorge einen weiteren Termin vereinbaren, um das Befinden des Patienten nochmals zu erfragen. Hier wird dann einvernehmlich entschieden, welcher Handlungs- und Therapiebedarf besteht.

7.6 Praxispersonal

Wird die EX.TRACT-Methode im Rahmen einer Praxistätigkeit angewendet, spielen die Mitarbeiter und das Setting eine sehr große Rolle. Die Therapie beginnt nicht erst mit der Akupunktur, sondern bereits beim Betreten der Praxis. Herrschen hier übermäßige Betriebsamkeit, Hektik und Stress, so überträgt sich dies auf die Patienten – keine gute Voraussetzung für eine gelungene Therapie.

Daher ist es wichtig, dass die Praxiseinrichtung nicht kalt und technisch, sondern warm und zum Wohlfühlen geeignet ist. Zusätzlich muss das Personal bereits beim Empfang den Patienten das gute Gefühl geben, willkommen zu sein.

Werden die Nadeln nicht vom Behandler, sondern vom Personal entfernt, muss es entsprechend vorbereitet und geschult sein. Schließlich sind manche Patienten nach der Behandlung noch sehr emotional.

Wichtig ist auch der Selbstschutz des Personals: Die Themen, die besprochen und bearbeitet werden, haben durchaus das Potenzial zu verstören, sodass eine unvorbereitete Konfrontation sehr belasten kann. Daher sollen die Akten vom Personal nicht gelesen und die Patienten nicht nach deren belastenden Erlebnissen befragt werden. Zudem ist regelmäßig auf Zeichen von psychischer Belastung des Praxispersonals zu achten und diese gegebenenfalls anzusprechen.

7.7 Kooperative Behandlungen

EX.TRACT ist als eine sinnvolle und sehr effiziente Ergänzung zu Psychotherapien zu sehen. Mit dieser Methode können Traumata befriedet werden, die einer psychischen Gesundung im Weg stehen. Sie ersetzt keinesfalls eine ausführliche psychotherapeutische oder psychiatrische Behandlung entsprechend den Leitlinien der ärztlichen Fachgesellschaften. Der Patient muss unbedingt auf die leitliniengerechte Behandlung, die Grenzen der Methode und potenzielle Nebenwirkungen hingewiesen werden.

Vor allem bei schwereren Erkrankungen und Diagnosen ist die Gefahr einer Überlastung und Überforderung der Patienten gegeben. Außerdem ist vor allem bei komplexeren Gegebenheiten die konstruktive Einordnung in den Lebenskontext wichtig, wie etwa in tiefenpsychologisch orientierten Psychotherapien üblich. Andererseits kann nach dem Befrieden von Traumata mit Verhaltenstherapie das Meistern von schwierigen Situationen besser erlernt werden.

7.8 Paartherapie

Dass psychische Traumata auf die Dauer häufig zu Partnerschaftsproblemen führen, ist bekannt (vgl. Dave Grossman 2008). Gleiches gilt für Patienten, die Traumata aus der Kindheit in die Partnerschaft mitbringen, mit der Folge von Beziehungsproblemen bis hin zu mehrfachen Scheidungen. Schließlich ist gleichfalls bekannt, dass kränkendes oder verletzendes Verhalten der Eltern bei deren Nachkommen zu psychischen Schwierigkeiten führen kann. Es kann auch zu einer Vermischung der Erinnerungen aus der Kindheit mit aktuellen Beziehungssituationen kommen und dadurch Reaktionen ausgelöst werden, die die Beziehung schwer belasten.

War etwa die Mutter einer Patientin Alkoholikerin und geht die Patientin zudem eine Beziehung mit einem Mann ein, der ebenfalls ein Alkoholproblem hat, so wird durch dessen Betrunkensein die Erinnerung an die betrunkene Mutter in der Kindheit angestoßen.

War der Vater gewalttätig und misshandelte die Ehefrau in der Kindheit häufig, so kann schon die Androhung von Gewalt durch den Ehemann bei der Ehefrau entsprechende Reaktionen wie Angst oder Depressivität auslösen.

Ist eine Patientin häufiger körperlicher Gewalt durch den Ehepartner ausgesetzt (gewesen), dann ist nicht nur dieses zu behandeln, sondern immer auch die in der Kindheit erlebten Misshandlungen. Das Gleiche gilt entsprechend für wiederholte Kränkungen.

Ist die Partnerschaft in einer schwierigen Situation, liegt die Ursache häufig nicht nur in der gegenwärtigen Situation, sondern auch in den Altlasten eines oder beider Partner verborgen. Hier hat sich häufig die Einzelbehandlung beider Partner als sinnvoll und zielführend erwiesen.

Häufig kommen auch Paare, die miteinander Probleme haben und durch eine Behandlung wieder ein freudiges und friedliches Miteinander wünschen.

Das Phänomen, dass sich viele Menschen eine Partnerin oder einen Partner suchen, der dem nicht bewältigten Elternteil ähnlich ist, hat bereits Alice Miller (1979) in dem Buch „Das Drama des begabten Kindes" beschrieben. Dies bedeutet, dass die belastenden und schwierigen Verhaltensweisen eines Elternteils beim Partner wiederzufinden sind, mit den hieraus resultierenden Belastungen und Beziehungsproblemen.

Die Liebe ist ein wechselhaftes und trügerisches Gefühl, das die Funktion haben kann, alte Verletzungen durch die Eltern aufzuarbeiten. Dass dies leider nicht zum Erfolg führt, zeigt sich in wiederholten Beziehungen von Menschen zu Partnern mit ähnlichem Verhalten wie dem der Eltern. So verliebt sich das Kind eines Alkoholikers in einen Alkoholiker. Wird es ihm zu viel und löst er die Beziehung auf, so können die Folgepartner ebenfalls Alkoholiker sein, da die Affinität zu diesen Verhaltensmustern fortbesteht.

Beispiel

Ein Patient wurde vom Vater in der Kindheit dauerhaft abgewertet und verliebte sich in der Folge in eine Patientin mit einer Persönlichkeit, die an eine Borderline-Störung erinnert. Sie wertete ihn stetig ab und beschimpfte ihn, wie es der Vater tat. Unglücklicherweise entstand aus der Beziehung ein Sohn, wodurch die Störung in die nächste Generation getragen wird.

Erst wenn die unangenehmen oder verletzenden Erlebnisse aus der Kindheit bei beiden Partnern befriedet und aufgelöst sind, kann auch in die Partnerschaft Frieden einkehren bzw. besteht die Chance auf eine erfüllte Partnerschaft. Je früher Menschen sich aufmachen, die alten Verletzungen durch Eltern und andere Bezugspersonen aus der Jugend zu befrieden, desto besser stehen die Chancen, diese endlose Kette von problematischen Partnerschaften aufzulösen, die sich schon bei den Eltern, Großeltern etc. finden.

7.9 Coaching

Unter Managern und Entscheidungsträgern in der Wirtschaft ist Coaching in letzter Zeit sehr gefragt. Dies ist allerdings nur der gesellschaftlich akzeptierte Begriff von Psychotherapie und Verhaltensmodulation für Menschen, die sich nicht erlauben können, krank oder in einer psychisch schwierigen Situation zu sein. Sie würden durch eine entsprechende Sinn- bzw. Bedeutungszuschreibung durch das soziale Umfeld „etikettiert“ werden und durch das Offenlegen von vermeintlicher Schwäche potenziell Schaden nehmen. Auf der anderen Seite gibt es noch die sogenannten „Selbstoptimierer“, die durch Verhaltensmodulation noch erfolgreicher werden wollen.

Wenn man allerdings bedenkt, wie viele Menschen große Coaching-Veranstaltungen besuchen und bereits am Ausgang die guten Vorsätze schrumpfen, bis am nächsten Tag in der beruflichen Situation im alten Trott weitergemacht wird, scheint die Effizienz unbefriedigend. Verhalten ist schließlich nichts, was sich mit guten Vorsätzen oder kognitiv rationaler Überlegung ändern lässt. Vielmehr basiert Verhalten, vor allem in stressigen und schwierigen Situationen, immer auf alten Mustern, Erlebnissen und vor allem Verletzungen und Kränkungen. Schließlich versucht jeder, erneute Verletzungen, Kränkungen und Niederlagen zu vermeiden. Aus dieser Gemengelage entstehen Verhaltensweisen, die mitunter nicht sozial verträglich sind.

Daraus folgt, dass eine substanzielle Verhaltensmodulation und Optimierung von belastendem Verhalten entsprechend Entscheidungstheorie und Verhaltenspsychologie nur möglich sind, wenn die unbewussten Grundlagen des Verhaltens beseitigt und befriedet sind. Coaching sollte daher grundsätzlich den Regeln von Psycho- und Traumatherapie folgen. „Warme Worte“, intensive Gespräche mit Verhaltensempfehlungen sind als *Ergänzung* sehr wohl zielführend, vor allem im Rahmen von Vor- und Zwischengesprächen, führen aber kaum zu nachhaltigen Verhaltensänderungen, da das Verhalten unbewusst von alten abgespeicherten Programmen, Verhaltensmustern und Glaubenssätzen gesteuert wird. Erst wenn diese Grundlage bearbeitet ist, ändert sich das Verhalten.

Im Folgenden verdeutlichen Beispiele, wie Coaching und Patientenbehandlung Hand in Hand gehen und zu erfolgreicher Verhaltensänderung führen können.

Beispiele

1. Der Leiter eines mittelständischen Unternehmens hatte mit seinem Vater dauerhaft Konflikte. Dieser versuchte als 70-Jähriger immer noch im Hintergrund die Unternehmensfäden zu spinnen. Folglich war es vor allem sinnvoll, beim Sohn die Altlasten, Kränkungen etc. durch den Vater aufzulösen. Erst danach hatte der Jüngere die Chance und Fähigkeit, sich gegen den Vater und unternehmerischen Widersacher ohne Angst durchzusetzen.

2. In einem anderen Beispiel rangelten sich seit Jahren zwei etwa 50-jährige Geschwister um die Führungsposition in einem mittelständischen Unternehmen. Die Patientin, die wegen chronisch funktioneller Beschwerden kam, war ursprünglich die Unterlegene der Beiden. Nach Analyse und Behandlung der Ursachen für diesen Zustand besserten sich die somatischen Beschwerden. Zudem war die Patientin nach etwa fünf Behandlungen in der Lage, schwierige Verhandlungen mit dem Bruder angstfrei, konstruktiv und in ihrem Sinne erfolgreich zu führen.

3. Ein Patient in leitender Position in einem größeren Konzern hatte mit seinem Vorgesetzten wiederholt Schwierigkeiten. Nachdem der Vorgesetzte als Ersatz für die Konflikte mit dem Vater des Patienten fungierte, wurden primär die Vater-Patient-Konflikte gelöst. In weiteren Sitzungen wurden die Spannungen zwischen Patient und Vorgesetztem aufgelöst und der Vater neben dem Vorgesetzten gleichzeitig betrachtet und befriedet. Dies führte in der Folge zu einem entspannten und konstruktiven Verhältnis zwischen dem Patienten und dem Vorgesetzten.

7.9.1 Bevorstehende Verhandlungen

Berichtet ein Patient über eine schwierige bevorstehende Verhandlung oder Auseinandersetzung, kann man ihn hierauf gut vorbereiten, indem man ihn die bevorstehende Verhandlungssituation vorstellen lässt. Anschließend bearbeitet man die Situation mit den bisher genannten fünf Schritten. Hierbei kann man sich auf verschiedene Verhandlungsszenarien konzentrieren. Zudem kann bearbeitet werden, welche Verhaltensweise des Verhandlungspartners Ähnlichkeiten zu solchen von Eltern oder anderen konfliktbehafteten Personen hat, die den Patienten in die Kindrolle drücken. Da dies meist etwas Unterwürfiges hat, ist dies eine schlechte Grundlage für eine starke Verhandlungsposition.

Als Verstärkung eines positiven Gefühls der Stärke und des Erfolgs soll der Patient die gewonnene Verhandlung imaginieren. Dies wird mit dem 5. Schritt „Marma" und Klopfen unter dem linken Schlüsselbein regelmäßig fixiert.

7.9.2 Burnout

Burnout oder Burnout-Syndrom (vom englischen burn out, „ausbrennen") ist ein Oberbegriff für persönliche Krisen, die als Reaktion auf andauernden Stress und Überlastung sowohl am Arbeitsplatz als auch in anderen Lebenssituationen auftreten.

Burnout ist eine gesellschaftliche Erscheinung, die viele Menschen betrifft, viele Gesichter hat und mit emotionaler Erschöpfung, einem Gefühl von Überforderung sowie bis zu 130 unterschiedlichsten Symptomen einhergeht. Zudem gibt es Überlappungen mit diversen anderen Störungsbildern, wie beispielsweise der Depression. Häufig handelt es sich nicht um die bekannten klassischen Symptome, sondern um körperliche oder funktionelle Störungen, wie etwa Rückenschmerzen, Verdauungsbeschwerden, Reizdarm, wiederholte Infekte, Zeichen einer Überlastung, die besonders in Konfliktsituationen auftreten.

Burnout kann mit eher unauffälligen Frühsymptomen beginnen und bis hin zu völliger Arbeitsunfähigkeit oder Suizid führen. Ursache können Stress oder äußere Faktoren der (Arbeits-)Umwelt sein, aber auch die persönliche Disposition. Häufig ist die eigentliche Ursache nicht sichtbar.

In vielen Fällen basiert Burnout auf einem Arbeits- und Leistungsanspruch, der auf die Dauer nicht zu befriedigen ist. Die Aufforderung, seinen Anspruch zu ändern, oder in einem Gespräch darauf hinzuweisen, der Patient möge weniger arbeiten, ist kaum gewinnbringend. Schließlich basiert komplexes Verhalten auf unterbewusst abgespeicherten Verhaltensmustern, die im Allgemeinen aus der Prägungszeit des Menschen herrühren.

Hat etwa der Vater des Patienten einen sehr hohen Leistungsanspruch an diesen und dies zudem in der Kindheit entsprechend stark gefördert und das Nichtleisten stark sanktioniert, so wird dieses Verhaltensmuster zeitlebens die Leitlinie darstellen. Selbst wenn sich das zerstörerisch auf den Patienten auswirkt, ändert sich dessen Verhalten kaum.

Daher ist die Arbeit an der Grundlage der Verhaltensmuster entscheidend. Wurde etwa schlechte Leistung durch harte Strafen oder körperliche Gewalt im Elternhaus geahndet, sollten diese Erfahrungen emotional entschärft und befriedet werden. Wurde in der Grundschule schlechte Leistung durch einen Lehrer mit stark kränkenden und entwertenden Kommentaren bewertet, kann dies ein zu befriedendes Kränkungstrauma sein, das die Grundlage für den Burnout darstellt.

8 Psychohygiene und Selbstschutz

Bei der Behandlung von traumatisierten Patienten ist man vielen potenziell belastenden Informationen ausgesetzt. Nachdem eine posttraumatische Belastungsstörung nicht nur durch das Selbsterleben und Miterleben ausgelöst werden kann, sondern auch durch (Wieder-)Erzählungen, birgt das genaue Schildern von traumatischen Erlebnissen das Potenzial, als Therapeut traumatisiert zu werden (Jung CG 1991). Zudem wird auch an den eigenen Werteskalen und Wertvorstellungen gerüttelt und diese infrage gestellt, eine potenzielle psychische Belastung für den Therapeuten oder Arzt.

Daher ist es sinnvoll, sich die Erlebnisse nicht im Detail schildern zu lassen, da der traumatische Einbezug des Therapeuten mit wachsender Detailtiefe steigt. Die Wahrung einer inneren Distanz zum Patienten sowie das Vermeiden von freundschaftlichem privatem Verhältnis verhindern eine übermäßige Identifikation mit dem Trauma und eine damit verbundene Belastung des Therapeuten.

Ggf. ist eine regelmäßige Supervision oder ein entlastender Austausch mit Kolleginnen und Kollegen im Sinne von Balintgruppen sinnvoll und notwendig (Balint E 1977). Hier besteht die Möglichkeit, nach vorgegebenen Regeln emotionale Belastungen im Kollegenkreis zu bearbeiten.

Sollten Sie als Therapeut bei sich eine Veränderung Ihrer Psyche wahrnehmen, sollten Sie unbedingt professionelle Hilfe in Anspruch nehmen, um die möglichen Verletzungen Ihrer Psyche zu behandeln.

Dass Therapeuten häufig von Patienten überidealisiert werden, ist ein altbekanntes Phänomen. Der Therapeut hört zu, widmet seine gesamte Aufmerksamkeit dem Patienten und signalisiert Verständnis. Ein Sachverhalt, den manche Patienten in dieser Weise selten erlebt haben. Das daraus folgende Interesse an „Quasi-Freundschaften" lässt sich indessen mit dem seriösen Berufsbild des Arztes nicht vereinen, so dass solche Interessen zurückgewiesen werden müssen und nicht angenommen werden dürfen.

Auch übertriebene Dankbarkeit in Form von inadäquaten Worten oder Geschenken ist auf jeden Fall zurückzuweisen und die Arzt-Patientenbeziehung in einem klärenden Gespräch klar zu definieren.

Vor allem Patienten mit bipolarer Depression oder Borderline-Persönlichkeiten sowie komplex traumatisierte Patienten zeigen mitunter ein derartiges übertriebenes Verhalten. Hier ist immer Vorsicht geboten, und diese Patienten sollten – wenn überhaupt – nur im Verbund und in Absprache mit Psychiatern und Psychotherapeuten behandelt werden.

9 Fallbeschreibungen

Im Folgenden werden einige Fallbeispiele ausgeführt, an denen exemplarisch verschiedene Herangehensweisen dargestellt werden. Zur besseren Lesbarkeit und zum besseren Verständnis habe ich die einzelnen Punkte nicht in jedem Fallbeispiel aufgeführt, da sich die Konzepte stets wiederholen. Zu den einzelnen Punkten wird auf Kap. 6.3 verwiesen.

9.1 Fallbeschreibung Patient 1, Tornado

Der Patient wurde von einer Kollegin zugewiesen. Er hatte im Rahmen eines starken Sturms mit Tornado eine lebensbedrohliche Situation erlebt. Dabei befand er sich mit seinem Sohn im Wintergarten seines Hauses, als ein Gewitter aufzog. Unbemerkt entwickelte sich daraus ein Tornado, der die Schaukel aus dem Garten in den Wintergarten schleuderte und den Wintergarten größtenteils wegriss. Er habe sich dabei auf seinen Sohn gestürzt, um diesen vor den Glassplittern und dem Tornado zu schützen. Beide erlitten dabei keine relevanten körperlichen Verletzungen. Zudem befand sich sein zweiter Sohn im Dachgeschoss, dessen Dach ebenfalls weitgehend weggerissen wurde. Der Sohn überlebte dennoch unbeschadet in seinem Bett, das anschließend unter offenem Himmel stand. Seine Frau war zur Zeit des Ereignisses außer Haus.

Nachdem er fünf Monate ohne jegliche Beschwerden geblieben sei, entwickelte der Patient innerhalb weniger Wochen zunehmende Symptome von Depression und PTBS: Antriebslosigkeit, Freudlosigkeit, Einschlaf- und Durchschlafstörungen mit schreckhaftem Erwachen, Rückzug aus dem sozialen Leben, deutlich verminderte Stressresistenz und Arbeitsleistung, teilweise mehrfach täglich Flashbacks und ausgeprägte Angst.

Er erhielt über neun Monate medikamentöse Therapie mit Opipramol und niederschwellige traumatherapeutisch orientierte Psychotherapie mit Schwerpunkt auf Gesprächen. Nachdem diese Behandlungen die Symptome nicht besserten, kam er zum Autor in Behandlung.

Der Patient gab auf Befragung an, dass er schon als Kind Angst bei Gewitter und starkem Wind gehabt habe. Bereits das Bild von dunklen Wolken wurde vom Patienten als bedrohlich, aber erträglich empfunden. Dieses wurde dann für die Behandlung als Einstieg festgelegt.

Nach einer etwa 20-minütigen Anamneseerhebung wurde eine insgesamt

25 Minuten dauernde Akupunkturbehandlung durchgeführt. Diese gliederte sich in drei Abschnitte.

1. Am Anfang wurde eine komplette Akupunkturbehandlung zur Besserung der Gesamtkonstitution durchgeführt. Dabei wurde die palpationsbasierte Akupunkturmethode nach Kiiko Matsumoto und David Euler angewandt, die an der Harvard Medical School gelehrt wurde (Matsumoto K 2005). Hierbei zeigten sich im Rahmen der Hara-Diagnostik mehrere konstitutionelle Auffälligkeiten in Form von Druckschmerz, die sich schnell und effizient auflösen ließen.

2. Danach wurde der Patient gebeten, sich das Bild von dunklen und für ihn bedrohlich wirkenden Wolken vorzustellen, einem leichten und geringen Trigger. Dabei wurde er gefragt, wo er die Bedrohung im Körper spüren würde. Er gab an, diese in der Brust, im Bereich KG 17 als unangenehmen Druck zu spüren. Dieses Gefühl wurde mit He 3 und Pe 3 aufgelöst. In der Folge spürte er ein unangenehmes Druckgefühl bei der Vorstellung des Bildes im Bereich des Epigastriums, KG 13–15. Dieses wurde mit Mi 9 und Ma 36 behandelt. Danach spürte er bei der Vorstellung ein unangenehmes Druckgefühl im Bereich des Kehlkopfes. Dieses konnte mit Lu 1 und 7 aufgelöst werden. Danach gab er an, keinerlei körperliche Missempfindung mehr zu spüren.

3. Als Nächstes wurde er aufgefordert, sich erneut das Bild der dunklen Wolken vorzustellen. Dabei wurde er gefragt, welches Gefühl dieses auslöst. Er äußerte dabei Angstgefühle, die sich durch Akupunktieren von He 7 und erneute Stimulation von He 3 innerhalb von etwa einer Minute auflösten. An deren Stelle trat ein Gefühl von Trauer, welches sich durch erneute Stimulation von Lu 1 und 7 ebenfalls innerhalb von einer Minute auflöste. Danach äußerte der Patient, dass er auch bei intensiver Imagination des Bildes der dunklen Wolken keinerlei unangenehme Gefühle mehr verspüre. Vielmehr sei das Bild blass, eher verschwommen und farblos. Die Wahl der Punkte erfolgte wie in der Methodik beschrieben nach theoretischen Überlegungen und empirisch.

Bei der nächsten Akupunktursitzung gab der Patient an, dass er nach der ersten Akupunktursitzung für etwa zwei Tage ausgesprochen müde gewesen sei und in dieser Zeit trotz bisheriger ausgeprägter Schlafstörung pro Tag etwa zwölf Stunden tief und fest geschlafen habe. Auch untertags sei er sehr erschöpft gewesen und habe mehrfach etwa eine Stunde tief geschlafen. Am Vormittag des dritten Tages sei die Erschöpfung vollständig verschwunden, er habe eine ausgesprochene Lebensfreude, positive Grundstimmung, deutlich gesteigerten Antrieb verspürt und gab eine ausgeprägte Lust auf soziale Kontakte an. So besuchte er abends – seit Monaten erstmalig – eine Grillfeier bei Freunden, die ihm große Freude bereitet habe. Er habe sich zum ersten Mal wieder wohl gefühlt, freute sich, wieder so sein zu können, wie er vor dem traumatisierenden Ereignis gewesen war.

In den folgenden Sitzungen wurden die verwendeten Bilder zunehmend intensiver bis hin zum Vorstellen des Tornados mit Zerstörung des Wintergartens und der Vorstellung, sich schützend auf seinen Sohn zu werfen. Dabei wurde jedes Mal erneut das oben genannte Vorgehen gewählt und die Akupunkturpunkte je nach Lage der körperlichen Missempfindungen oder empfundener aversiver Gefühle angepasst, bis alle körperlichen Missempfindungen und negativen Emotionen verschwunden waren. Nach der dritten Akupunktursitzung gab er an, keinerlei Beschwerden mehr zu haben. Er fühle sich wie früher. Dies wurde dem Autor auch von Mitgliedern des sozialen Umfeldes bestätigt. In der weiteren, regelmäßigen und hausärztlichen Nachbeobachtung waren in den letzten sechs Jahren weiterhin keinerlei Symptome mehr aufgetreten. Er könne auch die ehemals traumatisierenden Bilder des Tornados nicht mehr abrufen. Zudem konnte die Medikation abgesetzt werden.

9.2 Fallbeschreibung Patientin 2, Tornado

Die 38-jährige Patientin hatte ebenfalls den oben genannten Tornado überlebt. Sie sei bis zu diesem Ereignis körperlich und psychisch vollständig gesund gewesen. Den Tornado habe sie abends allein im Bett liegend erlebt. Dabei sei das Dach über ihr abgedeckt worden, so dass sie unvermittelt im Freien gelegen sei. Ihre beiden Kinder hätten in den Nebenzimmern geschlafen, so dass sie unmittelbare Angst gehabt habe, dass diese zu Tode gekommen sein könnten. Jedoch waren beide unverletzt bzw. leicht verletzt gewesen.

Die nächsten sechs Monate habe sie keinerlei Beschwerden gezeigt. Während dieser Zeit habe sie die Schäden am Haus und dem Garten repariert. Danach habe sie starke Unruhe, Einschlaf- und Durchschlafstörungen mit schreckhaftem Erwachen, innere Unruhe, erhöhte Reizbarkeit, Rückzug aus dem sozialen Leben, deutlich verminderte Stressresistenz und Arbeitsleistung, teilweise mehrfach täglich Flashbacks und ausgeprägte Angst entwickelt. Zudem habe sie starke Verspannungen und Schmerzen im gesamten Bereich der Rückenmuskeln ohne orthopädisch oder radiologisch fassbare organische Korrelate entwickelt. Krankengymnastik und Massagen hätten keine Besserung gebracht. Eine psychotherapeutische Intervention habe nicht stattgefunden.

Sie kam zur Behandlung beim Autor etwa neun Monate nach Beginn der Beschwerden aufgrund der Rückenbeschwerden. Nach einer etwa 20-minütigen Anamneseerhebung wurde – wie beim ersten Patienten – eine insgesamt 25 Minuten dauernde Akupunkturbehandlung in drei Schritten durchgeführt.

1. Der erste Schritt glich dem beim ersten Fallbeispiel. Hierbei zeigten sich mehrere konstitutionelle Auffälligkeiten, die sich schnell und effizient auflösen ließen. Vor allem im Bereich des unteren Rückens und der Halswirbelsäule zeigten sich bei ihr starke Verspannungen und Druckschmerz. Diese wurden in Bauchlage primär nach den Regeln der palpationsbasierten japanischen Akupunktur behandelt. Anschließend wurde in Rückenlage nach den gleichen Regeln die Konstitution mit Hara-Diagnose und entsprechenden Punkten behandelt.

2. Danach wurde die Patientin gebeten, sich den vorher besprochenen Angsttrigger „starker Regen" vorzustellen. Dabei zeigte sie körperliche Beschwerden im Bereich von Thorax und Hals. Diese ließen sich mit Punkten auf dem Nieren- und Lungenmeridian, sowie Gb 15–17 am Schädel lösen.

3. Beim erneuten Vorstellen von Regen zeigte sie zuerst Angst. Diese löste sich in weniger als einer Minute auf, nachdem Ni 3, 7 und 27 akupunktiert und stimuliert wurden. Bei der erneuten Imagination zeigte sie nochmals Angst, die mit He 7 gelöst wurde. Dann äußerte sie Trauer. Diese konnte mit Lu 5 und 7 und Lungenpunkt aus der YNSA an der Schläfe umgehend behandelt werden. Bei der erneuten Aufforderung zur Imagination erschien ihr das Bild blass, farblos und ohne emotionale Bedeutung.

Am Ende der Sitzung war die Patientin psychisch völlig beschwerdefrei. Die Beschwerden am Rücken waren ebenfalls fast vollständig verschwunden. Dies hielt allerdings nur einige Stunden an. Bei der zweiten Sitzung eine Woche später gab sie an, keinerlei psychische Beschwerden mehr zu haben. Sie fühle sich wieder vollständig wie vor dem Ereignis. Allerdings beklagte sie weiter unvermindert Rückenschmerzen. In der zweiten und dritten Sitzung wurde die Patientin etwa ähnlich wie bei der ersten Sitzung behandelt, aber mit zunehmend detailliertem Vorstellen des Tornados. Dies führte zu weiterer psychischer Stabilisierung, aber ohne Einfluss auf die Rückenschmerzen.

In der vierten Sitzung wurde der zweite Schritt abgewandelt: Die Patientin wurde gebeten, beim detaillierten Vorstellen des Tornados auf die Rückenschmerzen zu achten. Dabei äußerte sie Beschwerden im Bereich der Lendenwirbelsäule. Diese konnten nun mit denselben Punkten erfolgreich behandelt werden, mit denen bei der ersten Sitzung die Angst und die Trauer behandelt wurden, d.h. mit den Punkten Ni 3, 7 und 27.

Im weiteren Verlauf zeigte sie Druckschmerz an der Brustwirbelsäule. Nun wurde getestet, welches Gefühl dieser auslöst. Da er Angst verursachte, wurde He 7 erneut stimuliert, wodurch der Druckschmerz umgehend verschwand.

Nach dieser Sitzung war die Patientin vollständig frei von psychischen und körperlichen Beschwerden. Dieser Zustand der Beschwerdefreiheit war auch nach neun Monaten weiterhin stabil.

9.3 Fallbeschreibung Patientin 3, erfolglose Reanimation des Vaters

Die 26-jährige Patientin kam zur Behandlung, nachdem sie sechs Wochen vor der Behandlung ihren Vater erfolglos reanimiert hatte und drei Tage vor der Behandlung wegen Palpitationen, Herzrasen, Herzrhythmusstörungen und Atembeschwerden in die Notaufnahme des örtlichen Krankenhauses eingewiesen wurde. Sie gab an, diese Beschwerden regelmäßig seit mehreren Wochen zu haben. Zudem habe sie zunehmend schlechter geschlafen und sei regelmäßig nächtlich mehrfach mit Albträumen erwacht.

Primärer Hintergrund war die erfolglose Reanimation des Vaters, zu dem sie eine sehr innige Verbindung gehabt habe. Er habe bereits beim Abendessen eine gewisse Unruhe gezeigt, die er aber auf Ansprache durch die Patientin verneinte, so dass sie es dabei beließ. Er nahm anschließend wie üblich sein abendliches Wannenbad. Währenddessen wollte die Patientin schon nach ihm sehen, unterließ es aus für sie unklaren Gründen, was ihr deutliche Schuldgefühle bereitete. So verstarb der Vater in der Wanne und wurde von der Mutter tot aufgefunden. Die herbeigerufene Patientin zog ihn unter größter Mühe zusammen mit der Mutter aus der Wanne und begann umgehend mit Wiederbelebungsmaßnahmen. Der hinzugerufene Notarzt konnte trotz intensivierter Reanimation den Vater nicht retten, so dass er noch im Badezimmer verstarb.

Die Patientin hatte in den Jahren davor mehrere Todeserlebnisse gehabt. So habe sie vor 16 Jahren bei der erfolglosen Reanimation des besten Freundes des Vaters im Italienurlaub am Strand zugesehen. Dieser habe kurz vor seinem Tod den gleichen unruhigen und leidensvollen Blick gehabt, den der Vater beim Abendessen vor seinem Tod gehabt habe. Die Patientin meinte, dass sie die subtilen Zeichen des bevorstehenden Todes des Vaters hätte adäquat deuten müssen und den bevorstehenden Tod hätte verhindern können.

Vor vier Jahren sei ein sehr guter Freund an plötzlichem Herztod und vor einem Jahr ein weiterer nahestehender Freund beim Rodeln verstorben. Einen Monat später sei die beste Freundin an einer inneren Blutung durch Eileiterschwangerschaft beinahe verstorben. Einen weiteren Monat später sei der Onkel bei Waldarbeiten aufgrund eines Herzinfarktes verstorben.

Bei der Behandlung wurde die Patientin wie üblich konstitutionell nach den Regeln der japanischen Akupunktur behandelt. Bei der anschließenden psycho- und traumatherapeutischen Behandlung wurde die Patientin zuerst gebeten, sich ihren Vater als Foto oder Bild vorzustellen. Dies führte umgehend zu einem starken Unwohlsein und einem starken Unsicherheitsgefühl, was mit Punkten des Nierenmeridians behandelt wurde.

Danach wurde sie gebeten, sich die Badewanne vorzustellen, die zu einer starken Trauerreaktion führte. Diese wurde entsprechend mit Punkten auf dem Lungenmeridian erfolgreich behandelt.

Als Weiteres sollte sich die Patientin den Vater vorstellen, wie er tot in der Badewanne lag. Dies führte zu einem ausgeprägten Gefühl der Unsicherheit, Angst und Trauer. Entsprechend wurde dieses mit den Punkten der passenden Meridiane der Niere (Angst und Unsicherheit) und Lunge (Trauer) behandelt.

Im Folgenden wurde, passend zur Reanimationssituation beim Vater, die Reanimationssituation des besten Freundes im Italienurlaub genauer beleuchtet. Sie sollte sich zuerst den Anblick des väterlichen Freundes kurz vor der Reanimationssituation vorstellen. Dies führte zu einem Gefühl von Unsicherheit und Machtlosigkeit. Dies wurde passend mit Nierenpunkten behandelt. Im Anschluss sollte sie sich den Freund und dessen Reanimationssituation bildlich vorstellen. Dies führte zu Trauer, Machtlosigkeit und Unsicherheit sowie Angst, was mit den passenden Nieren- und Lungenpunkten behandelt wurde.

Im Anschluss sollte sie sich den toten, erfolglos reanimierten Freund neben dem toten Vater vorstellen, mit der Folge einer deutlichen Trauerreaktion, die mit den üblichen Lungenpunkten behandelt wurde.

Jede Runde wurde jeweils abgeschlossen mit Reizung von Akupunkturpunkten im Bereich von Gb 13–15 und Gb 17, wodurch sich die Vorstellung der Bilder jedes Mal so veränderte, dass diese völlig verblassten und verschwommen wirkten.

Am Ende der Behandlung konnte sich die Patientin die einzelnen Bilder unscharf und verschwommen vorstellen.

Bei der zweiten Behandlung berichtete die Patientin, dass sie bereits keinerlei Herzrasen oder sonstige Symptome mehr gehabt habe. Sie fühle sich wieder wesentlich ruhiger, entspannter und habe weniger Angst. Lediglich beim Einschlafen habe sie noch leichte Probleme.

In der zweiten Behandlungssitzung wurde die Reanimationssituation des Vaters beleuchtet. Schwerpunktmäßiger Gegenstand war das Auffinden des Vaters in der Badewanne und die Schwierigkeit, den Vater aus der Wanne zu bergen. Dies löste bei ihr ein starkes Gefühl der Hilflosigkeit und Angst aus.

Beim Imaginieren der Situation, als die Patientin vom Rettungsdienstpersonal aus dem Raum geschickt wurde, fühlte sie erneut eine starke Hilflosigkeit und Angst. Diese wurden entsprechend mit den üblichen Nierenpunkten behandelt. Sie sollte sich erneut den reanimierten Freund neben dem Vater vorstellen. Zudem sollte sie sich nochmals den Blick des Freundes kurz vor seinem Tod vorstellen. Hier zeigte sie schon deutlich weniger Reaktion als bei der ersten Behandlung.

Als Nächstes sollte sie sich den Tod des Freundes beim Rodeln vorstellen. Hier zeigte sie starke Traurigkeit, die mit Lungenpunkten schnell zu behandeln war.

Danach sollte sie sich die Eileiterschwangerschaft mit Krankenhausaufenthalt und den beinahe Tod der besten Freundin vorstellen. Dies führte zu starker Angst und Traurigkeit.

Insgesamt reagierte die Patientin bei der zweiten Behandlung bereits wesentlich schneller und weniger emotional als bei der ersten Behandlung. Auch dauerte es wesentlich kürzer, bis die belastenden Bilder verblassten und verschwammen.

Drei Tage nach der zweiten Behandlung war die Patientin nahezu beschwerdefrei. Sie zeigte keinerlei körperliche Beschwerden mehr, konnte gut schlafen und fühlte sich wieder vollständig leistungsfähig. Sie beschrieb noch eine belastende Situation, als sie kurz vor der Behandlungssitzung eine intensive Erinnerung an den Vater hatte. Dabei kam es zu einer mäßigen Trauerreaktion, die nach wenigen Minuten wieder abklang. Bei der Nachkontrolle zwei Wochen nach der zweiten Behandlung war die Patientin weiterhin vollständig stabil. Es wurden in der dritten Sitzung nochmals die einzelnen Toten betrachtet, sowohl einzeln als auch nebeneinander. Dabei kam es nur noch zu geringen Trauerreaktionen, die sich schnell behandeln und beseitigen ließen. Damit war die Therapie abgeschlossen.

In einem nachfolgenden Gespräch, etwa sechs Wochen nach der letzten Therapie, gab die Patientin an, völlig beschwerdefrei zu sein und sich psychisch wieder so zu fühlen wie vor dem Tod des Vaters.

9.4 Fallbeschreibung Patientin 4, Lawinenunglück

Die 60-jährige Patientin hatte im 15. Lebensjahr mit einer Gruppe von zehn sehr engen Freunden, mit denen sie ihre gesamte Schul- und Freizeit verbrachte, einen Skiurlaub unternommen. Dabei kam es zu einem Lawinenunglück, bei dem sieben der zehn Freunde verschüttet und getötet wurden. Die Patientin selbst war bei dem Unglück nicht dabei. Die hauptsächlichen Erinnerungen und einschneidenden Momente waren die sieben aufgebahrten toten Freunde direkt nach dem Unglück am Urlaubsort, sowie die sehr emotionale Beerdigungsfeier. Zudem hatte die Patientin durch das Unglück fast alle ihre Freunde verloren.

Sie beschrieb es so, dass sie ihre Jugend verloren habe, die Leichtigkeit, Unbeschwertheit, Freiheit, also alles, was diesen Lebensabschnitt ausmachte. Sie sei dadurch ins Erwachsenenalter katapultiert worden. So habe sich über das ganze Leben so etwas wie ein Schleier der Traurigkeit gelegt.

Die Patientin kam zur Behandlung aufgrund von somatischen Beschwerden wie anhaltende Müdigkeit, Erschöpfung und Schlafstörungen. Vor allem Oberbauchschmerzen waren für sie sehr belastend, derentwegen sie fachärztlich intensiv untersucht wurde, allerdings ohne einen pathologischen Befund. Die eingeleitete medikamentöse Therapie mit verschiedenen Ansätzen brachte keinen Erfolg. So wurde ihr die Behandlung mit Akupunktur mit dem Schwerpunkt der psychischen Behandlung nahegelegt.

Das Herausragende an der Behandlung waren folgende Punkte:

Die Vorstellung der aufgebahrten Toten und der Beerdigungsfeier führte zu starker Trauer, die in zwei Sitzungen nach dem entsprechenden Protokoll gut zu behandeln war. Im weiteren Verlauf kristallisierte sich allerdings als Hauptbelastung die Einsamkeit heraus, das Suchen nach Halt, Anerkennung, Liebe und Freundschaften. Die Exposition bezüglich dieser Belastungen führte erneut zu starker Trauer, aber auch zu Angst, Überforderung, einem Zuviel an Anforderungen. Hier zeigt sich, dass Überforderung eine Gefühlsvariante von Angst ist, die mit Punkten des Nierenmeridians gut zu behandeln ist.

Erst als die grundlegenden Folgen des Traumas, also die Einsamkeit etc. adäquat befriedet waren, verschwanden in der Folge die körperlichen Beschwerden. Zudem war die Stimmung zunehmend aufgehellt, so dass sich der Schleier der Trauer auflöste.

9.5 Fallbeschreibung Patientin 5, Akutbehandlung nach Reanimation des Partners

Die 25-jährige Patientin hatte drei Tage vor der Behandlung ihren gleichaltrigen Freund reanimiert. Sie wohnte mit ihm bereits seit einem Jahr zusammen und hatte offenbar eine sehr gute Beziehung zu ihm. Nachts sei sie von seinem schmerzhaften Stöhnen erwacht und habe versucht, ihn aufzuwecken, jedoch war er bereits bewusstlos. Daraufhin rief sie den Notarzt und stellte während des Telefonates unter Anleitung der Rettungsleitstelle fest, dass ihr Freund zu atmen aufgehört habe. Da sie eine Erste-Hilfe-Ausbildung hatte und die Rettungsleitstelle in solchen Situationen die Laienreanimation am Telefon anleitet, begann sie unter deren Anleitung, ihren Freund fachgerecht mit Herzdruckmassage und Mund-zu-Nase-Beatmung zu reanimieren. Der hinzukommende Notarzt und das Rettungsteam führten die Maßnahmen umgehend fort und defibrillierten ihn erfolgreich. Nachdem sich bereits nach der ersten Defibrillation ein Eigenrhythmus einstellte, wurde er umgehend ins Krankenhaus mitgenommen. Aufgrund des coronabedingten Lockdowns durfte die Patientin allerdings ihren Freund zu keinem Zeitpunkt mehr besuchen oder sehen.

Fortan litt die Patientin unter einer starken Daueranspannung, innerer Unruhe, weinte viel, konnte kaum noch schlafen, war sehr stark erschöpft, konnte nichts mehr essen und erzählte die Reanimationsgeschichte wieder und wieder. Zudem traute sie sich nicht mehr in die gemeinsame Wohnung, auch nicht mit Begleitung.

Bei der ersten Behandlung wurde nach einer ca. 7-minütigen Anamneseerhebung mit der Akupunkturbehandlung begonnen. Sie wurde zuerst nach japanischer Methode konstitutionell behandelt, wobei sie wenig Auffälligkeiten zeigte. Danach sollte sie sich als Einstieg nur das Bild des Freundes vorstellen. Dies führte zu einer akuten Trauerreaktion mit starkem Weinen. Durch das Stechen mehrerer Lungenpunkte beruhigte sie sich bereits nach ca. einer halben Minute. Im Folgenden sollte sie sich die Situation des Erwachens vorstellen, mit ausgeprägter Angst- und Trauerreaktion. Auf eine Kombination von Nierenpunkten und Reizung der bereits gestochenen Lungenpunkte beruhigte sie sich ebenfalls nach ca. zwei Minuten. Die Vorstellung des Bildes wurde verschwommen, nachdem Punkte am Schädel im Bereich von Gb 13–15 gestochen wurden.

Als Nächstes sollte sie sich die Reanimationssituation vorstellen. Die dabei auftretende Angst und Hilflosigkeit wurde mit Nierenpunkten schnell behandelt. Dabei wurden mehrere Aspekte einzeln betrachtet, d. h. der Start der Laienreanimation, die Reanimation durch das Rettungsteam, das hilflose Zusehenmüssen und der Abtransport.

Bei der zweiten Behandlung vier Tage später berichtete die Patientin von einer deutlichen Besserung ihres Zustandes. Sie habe nach der Behandlung sehr gut und tief geschlafen. Zudem hätten ihre psychische Instabilität sowie die innere Unruhe deutlich abgenommen und die körperlichen Symptome wie Appetitlosigkeit, Bauchschmerzen und Übelkeit sich verbessert.

Sie war auch in der gemeinsamen Wohnung, ohne dass dies eine wesentliche emotionale Belastung ausgelöst habe. Dazu kam erleichternd, dass es ihrem Lebensgefährten schon deutlich besser gehen würde.

Bei der dritten Behandlung wurde erneut die Reanimationssituation in allen Einzelheiten bearbeitet. Dabei zeigte sie nur noch geringe emotionale Reaktionen, die sich deutlich schneller beseitigen ließen, und stark verblasste Bilder. Als einziges noch belastendes scharfes Bild war die Situation übrig, bei der sie ihren vollständig schlaffen Lebensgefährten mit hängendem Kopf vom Bett auf den Boden gezogen habe.

Bei der vierten Behandlung sechs Tage später war der emotionale Zustand der Patientin gut stabilisiert. Sie hatte keine körperlichen Symptome mehr. Die innere Unruhe war fast vollständig verschwunden, und der Schlaf wurde als gut beschrieben.

Bei der fünften Sitzung wurde zur Stabilisierung und Verhinderung eines Rückfalls das Thema Verlust als solches angegangen. Sie berichtete, dass sich ihr Vater vor drei Jahren von ihrer Mutter getrennt habe. Im folgenden Jahr, in dem er weiter im gemeinsamen Haushalt mit Mutter und Patientin wohnte, wurde sie vielfach in die Konflikte der Eltern einbezogen. Vor allem die Mutter und die Großmutter mütterlicherseits schimpften dauerhaft über und gegen den Vater. Dies führte zu einer deutlichen Verschlechterung der Beziehung zwischen der Patientin und ihrem Vater, was sie als einen Verlust ihres Vaters empfand. Entsprechend wurde primär die Konfliktsituation zwischen Mutter und Patientin, danach der Verlust des Vaters bearbeitet.

Danach sollte sie sich den Verlust des Vaters neben dem Verlust ihres Lebensgefährten während der Reanimation vorstellen. Dies löste ausgeprägte emotionale Reaktionen wie Trauer und Angst aus. Diese ließen sich mit Nieren- und Lungenpunkten einfach und effizient behandeln. Somit empfand sie die Trennungssituation und die Verlustsituation deutlich weniger belastend. Es kam ihr so vor, als wäre ein schwerer Rucksack von ihren Schultern genommen.

In den Folgemonaten war die Patientin stabil und zeigte keine körperlichen oder psychischen Symptome mehr.

Anhang

Literatur 106

Abkürzungen der Akupunkturterminologie 116

Fragebögen 117

Index 127

Literatur

Verwendete Literatur

Afari, N.; Ahumada, S.-M.; Wright, L.-J.; Mostoufi, S.; Golnari, G. et. al. (2014) (Hrsg.): *Psychological trauma and functional somatic syndromes. A systematic review and meta- analysis.* Psychosom Med. 76 (1), S. 2–11.

Aron E.N. (2011): *Psychotherapy and the Highly Sensitive Person: Improving Outcomes for That Minority of People Who Are the Majority of Clients.* New York: Taylor and Francis Group.

Association AP (2015): *Diagnostisches und Statistisches Manual Psychischer Störungen DSM-5.* Wittchen PFH-U, editor. Göttingen: Hogrefe Verlag GmbH & Co. KG.

Balint, E.; Norell J. S. (1977) (Hrsg.): *Fünf Minuten pro Patient: Eine Studie über die Interaktionen in der ärztlichen Allgemeinpraxis.* Frankfurt am Main: Suhrkamp Verlag.

Baumann, K; Linden M. (2008) (Hrsg.): *Weisheitskompetenzen und Weisheitstherapie. Die Bewältigung von Lebensbelastungen und Anpassungsstörungen.* Pabst Science Publishers.

Beck, A.T.; Brown, G.K.; Steer, R.A. (2013): *Beck-Depressions-Inventar-FS (BDI-FS). Manual.* Deutsche Bearbeitung von Sören Kliem & Elmar Brähler. Pearson Assessment, Frankfurt am Main.

Benor, D.; Rossiter-Thornton, J.; Toussaint, L. (2017) (Hrsg.): *A Randomized, Controlled Trial of Wholistic Hybrid Derived From Eye Movement Desensitization and Reprocessing and Emotional Freedom Technique (WHEE) for Self-Treatment of Pain. Depression, and Anxiety in Chronic Pain Patients.* J Evid Based Complementary Altern Med; DOI: 10.1177/2156587216659400.

Bisson, J.; Andrew, M. (2007) (Hrsg.): *Psychological treatment of post-traumatic stress disorder (PTSD).* Cochrane Database Syst Rev; DOI: 10.1002/14651858.CD003388.pub3.

Brisch, K.-H. (2013): *Schwangerschaft und Geburt. Bindungspsychotherapie – Bindungsbasierte Beratung und Psychotherapie.* Stuttgart: Klett-Cotta.

Brockington, I. (2004) (Hrsg.): *Postpartum psychiatric disorders.* The Lancet; DOI: 10.1016/S0140-6736(03)15390-1.

Bundesärztekammer (BÄK) (2022), Arbeitsgemeinschaft der Deutschen Ärztekammern (Hrsg.): *S3-Leitlinie/Nationale Versorgungsleitlinie Unipolare Depression (Langfassung Version 3.0),* S. 28

Chopra, D.; Tanzi, R.E. (2013): *Super Brain. Unleashing the Explosive Power of Your Mind to Maximize Health, Happiness, and Spiritual Well-Being.* New York City: Harmony Books (Crown Publishing Group).

Cusack, K.; Jonas, D.-E.; Forneris, C.-A. et al. (2016) (Hrsg.): *Psychological treatments for adults with posttraumatic stress disorder. A systematic review and meta-analysis.* Clin Psychol Rev. (43), S. 128–141.

Cantieni, B.; Hüther, G.; Storch, M.; Tschacher, W. (2017): *Embodiment. Die Wechselwirkung von Körper und Psyche verstehen und nutzen.* 3., unveränderte Aufl. Bern: Hogrefe Verlag.

Church, D.; Feinstein, D. (2017) (Hrsg.): *The Manual Stimulation of Acupuncture Points in the Treatment of Post-Traumatic Stress Disorder: A Review of Clinical Emotional Freedom Techniques.* Med Acupunct; DOI: 10.1089/acu.2017.1213, 29(4), S. 194–205.

Chung, K.-F.; Yeung, W.-F.; Zhang, Z.-J.; Yung, K.-P. et al. (2012) (Hrsg.): *Randomized non-invasive sham-controlled pilot trial of electroacupuncture for postpartum depression.* J Affect Disord; DOI: 10.1016/j.jad.2012.04.008.

Clond, M. (2016) (Hrsg.): *Emotional Freedom Techniques for Anxiety. A Systematic Review With Meta-analysis.* J Nerv Ment Dis; DOI: 10.1097/NMD.0000000000000483.

Deutscher Bundestag Wissenschaftlicher Dienst (2016): *Posttraumatische Belastungsstörung: Zahlen sowie Aspekte geschlechtsspezifischer Behandlungsangebote.* Aktenzeichen WD 9 - 3000 - 069/16; abrufbar unter https://www.bundestag.de/resource/blob/490504/8acad12ffbf45476eecdfeff7d6bd3f4/wd-9-069-16-pdf-data.pdf (letzter Zugriff 12.07.2024).

Dijkstra K, Post L. *Mechanisms of embodiment.* Front Psychol. 2015; 6:1525.

Dilling H.; Mombour, Schmidt (2010) (Hrsg.): *Internationale Klassifikation psychischer Störungen.* 7. Aufl. Bern: Huber Verlag.

Dorsch V.M.; Rohde A. (2016): *Postpartale psychische Störungen – Update 2016.* Frauenheilkunde up2date 4, 355–374; DOI: http://dx.doi.org/10.1055/s-0042-112631.

Egle, U.-T.; Ecker-Egle, M.-L.; Nickel, R.; van Houdenhove, B. (2004) (Hrsg.): *Fibromyalgie als Störung der zentralen Schmerz- und Stressverarbeitung – Ein neues biopsychosoziales Krankheitsmodell.* Psychother Psychosom Med Psychol; DOI: 10.1055/s-2003-814861.

Ehlers, A.; Clark, D.M. (2000). *A cognitive model of posttraumatic stress disorder.* Behaviour Research and Therapy, 38, 319–345. https://doi.org/10.1016/S0005-7967(99)00123-0.

Ehring. T.; Welboren. R.; Morina, N. et al. (2014) (Hrsg.): *PMG. Meta-analysis of psychological treatments for posttraumatic stress disorder in adult survivors of childhood abuse.* Clin Psychol Rev; DOI: 10.1016/j.cpr.2014.10.004.

Eisenlohr, V.; Römer, H.-W.; Zimmermann, P. (2010): *Akupunktur – eine neue Option in der Behandlung traumatisierter Bundeswehrsoldaten?* Deutsche Zeitschrift für Akupunktur (Hrsg.). Ausgabe 53(2), S. 29–34. DOI: 10.1016/j.dza.2010.05.009.

Engel, C.-C.; Cordova, E.-H.; Benedek, D.-M.; et al. (2014) (Hrsg.): *Randomized effectiveness trial of a brief course of acupuncture for posttraumatic stress disorder.* Med Care; DOI: 10.1097/MLR.0000000000000237. 2014;52(12 Suppl 5), S. 57–64.

Fischer, G., Riedesser, P. (2020). *Lehrbuch der Psychotraumatologie.* München: Ernst Reinhardt Verlag.

Foa, E.B.; Hembree, E.A.; Rothbaum, B. O. (2014). *Handbuch der Prolongierten Exposition: Basiskonzepte und Anwendung – eine Anleitung für Therapeuten.* Lichtenau: Probst.

Frommberger, U.; Angenendt, J.; Berger, M. (2014): *Post-traumatic stress disorder. A diagnostic and therapeutic challenge.* Dtsch Arztebl Int (Hrsg.). DOI: 10.3238/arztebl.2014.0059.

Gaesser, A.-H.; Karan, O.-C. (2016) (Hrsg.). *A Randomized Controlled Comparison of Emotional Freedom Technique and Cognitive-Behavioral Therapy to Reduce Adolescent Anxiety.* A Pilot Study. J Altern Complement Med; DOI: 10.1089/acm.2015.0316.

Garthus-Niegel, S.; Kittel-Schneider, S. (2023): *Väter und Peripartale Erkrankungen: das übersehene Elternteil?* Nervenarzt 2023 (94):779-785; DOI: 10.1007/s00115-023-01508 -1.

Goodman, f.D., Nauwald N. (2003): *Ecstatic Trance: New Ritual Body Postures.* Havelte/Holland: Binkey Kok Publications.

Goswami, A. (2011): *The Quantum Doctor. A Quantum Physicist Explains the Healing Power of Integrative Medicine.* Revised Edition. Charlottesville: Hampton Roads Publishing Company.

Grant, S.; Colaiaco, B.; Motala, A. et al. (2017) (Hrsg.): *Acupuncture for the Treatment of Adults with Posttraumatic Stress Disorder. A Systematic Review and Meta-Analysis.* J Trauma Dissociation; DOI: 10.1080/15299732.2017.1289493.

Grossman, D.; Christensen, L.W. (2008): *On Combat. The Psychology and Physiology of Deadly Conflict in War and Peace.* Third Edition. Mascoutah, IL: Killology Research Group.

Häuser, W.; Arnold, B.; Eich, W. et al. (2006) (Hrsg.): *Cross-cultural and social diversity of prevalence of postpartum depression and depressive symptoms.* J Affect Disord; DOI: 10.1016/j.jad.2005.12.051.

Haller, R. (2018) (Hrsg.): *Die Macht der Kränkung.* 8. Aufl. Salzburg: Ecowin.

Haller, R. (2019a): *Das Böse. Die Psychologie der menschlichen Destruktivität.* 1. Aufl. Salzburg: Ecowin.

Haller, R. (2021): *Rache. Gefangen zwischen Macht und Ohnmacht.* 1. Aufl. Salzburg: Ecowin.

Hautzinger, M.; Keller, f.; Kühner, Ch. (2009): *BDI-II. Beck-Depressions-Inventar.* Revision. 2. Aufl. Frankfurt: Pearson Assessment.

Hollifield, M.; Sinclair-Lian, N.; Warner, T.-D.; Hammerschlag, R. (2007) (Hrsg.): *Acupuncture for posttraumatic stress disorder.* A randomized controlled pilot trial. J Nerv Ment Dis; DOI: 10.1097/NMD.0b013e31803044f8.

Hopton, A.; Macpherson, H.; Keding, A.; Morley, S. (2014) (Hrsg.): *Acupuncture, counselling or usual care for depression and comorbid pain. Secondary analysis of a randomised controlled trial.* BMJ Open; DOI: 10.1136/bmjopen-2014-004964.

Huang, W.; Johnson, T.-M.; Kutner, N.-G. et al. (2018): *Acupuncture for Treatment of Persistent Disturbed Sleep. A Randomized Clinical Trial in Veterans With Mild Traumatic Brain Injury and Posttraumatic Stress Disorder.* J Clin Psychiatry. 2018 Dec 11;80(1):18m12235.; DOI: 10.4088/JCP.18m12235; abrufbar unter https://pubmed.ncbi.nlm.nih.gov/30549498/ (letzter Zugriff 12.07.2024).

Hui, K.K.S.; Ovidiu, M.; Liu, J. et al. (2010): *Acupuncture, the Limbic System, and the Anticorrelated Networks of the Brain.* Auton Neurosci. 157(0), S. 81–90. DOI: 10.1016/j.autneu.2010.03.022.

Ipser, J.; Seedat, S.; Stein, D.-J. (2006): *Pharmacotherapy for post-traumatic stress disorder – a systematic review and meta-analysis.* S Afr Med J; 96 (10), S. 1088–1096.

Jung, C.G. (1991) (Hrsg.): *Die Psychologie der Übertragung.* München, Deutscher Taschenbuchverlag GmbH & Co. Kg.

Kapfhammer, H.-P.; Krauseneck, T.; Rothenhäusler, H.-B.; Schelling G. (2005): *Posttraumatische Belastungsstörungen bei somatischen Erkrankungen.* In: Wallesch, C.-W. (Hrsg.): *Fortschritte der Neurologie, Psychiatrie.* Ausgabe 4. Volume 73, S. 206–217. Stuttgart: Georg Thieme Verlag. Abrufbar unter: https://www.thieme-connect.com/products/ejournals/issue/10.1055/s-002-4009. Oder: https://www.researchgate.net/profile/Hans-Peter_Kapfhammer/publication/245790098_Posttraumatische_Belastungsstorungen_bei_somatischen_Erkrankungen/links/54b4baf50cf26833efd0299d/Posttraumatische-Belastungsstoerungen-bei-somatischen-Erkrankungen.pdf (letzter Zugriff 03.06.2024).

Kaptchuk, T.-J. (2010) (Hrsg.): *Das große Buch der chinesischen Medizin.* München: Knaur-Taschenbuch.

Kim, Y.-D.; Heo, I.; Shin, B.-C. et al. (2013) (Hrsg.): *Acupuncture for posttraumatic stress disorder. A systematic review of randomized controlled trials and prospective clinical trials.* Evid Based Complement Alternat Med. DOI: 10.1155/2013/615857.

King, H.-C.; Spence, D.-L.; Hickey, A.-H. et al. (2015) (Hrsg.): *Auricular acupuncture for sleep disturbance in veterans with post-traumatic stress disorder. A feasibility study.* Mil Med. DOI: 10.7205/MILMED-D-14-00451, S. 582–590.

Kloiber, S.; Musil, R. (2016): *Akupunktur bei psychiatrischen Erkrankungen – Literaturüberblick und Entwicklungsmöglichkeiten: Teil 3: Somatoforme Störungen, Posttraumatische Störungen, bipolare Störungen, Zwangserkrankungen, Schlafstörungen, Schizophrenie.* Deutsche Zeitschrift für Akupunktur. DOI: 10.1016/S0415-6412(16)30077-7, S. 6–9.

König, J.; Resick, P.-A.; Karl, R.; Rosner, R. (2012) (Hrsg.): *Posttraumatische Belastungsstörung. Ein Manual zur Cognitive Processing Therapy* (Therapeutische Praxis). Göttingen: Hogrefe Verlag.

Kopiez, R.; Senn, O. (2018): *Musikalisches Entrainment: Rhythmus – Microtiming – Swing – Groove.* In: Lehmann, A.C., Kopiez, R. (Hrsg.) *Handbuch Musikpsychologie,* Bern: Hogrefe Verlag, S. 543–568.

Landolt, M.A.; Vollrat,. M.; Ribi, K. et al. (2003) (Hrsg.): *Inzidenz und Verlauf posttraumatischer Belastungsreaktionen nach Verkehrsunfällen im Kindesalter.* Kindheit und Entwicklung; DOI: 10.1026//0942-5403.12.3.184.

Lee, D.-J.; Schnitzlein, C.-W.; Wolf, J.-P. et al. (2016) (Hrsg.): *Psychotherapy versus Pharmacotherapy for Posttraumatic Stress Disorder. Systemic Review and Meta-Analyses to determine first-line treatments.* Depress Anxiety; DOI: 10.1002/da.22511.

Levine, P.A. (2016) (Hrsg.): *Sprache ohne Worte.* 1. Aufl. Leipzig: Lagato.

Linden, M.; Baumann, K.; Lieberei, B.; Rotter, M. (2009) (Hrsg.): *The Post-Traumatic Embitterment Disorder Self-Rating Scale (PTED Scale).* Clin Psychol Psychother; DOI: 10.1002/cpp.610.

Maciocia, G. (2020): *Die Psyche in der chinesischen Medizin: Emotionale und psychische Disharmonien behandeln mit Akupunktur und chinesischen Kräutern.* München: Urban & Fischer Verlag/Elsevier.

Maciocia, G. (2009): *The Psyche in Chinese Medicine: Treatment of Emotional and Mental Disharmonies with Acupuncture and Chinese Herbs* (First Edition). Edinburgh: Elsevier, Churchill Livingstone.

Madsen, C.; Vaughan, M.; Koehlmoos, T.P. (2017) (Hrsg.): *Use of Integrative Medicine in the United States Military Health System.* Evid Based Complement Alternat Med; DOI: 10.1155/2017/9529257.

Maercker, A.; Schützwohl, M. (1998): *Erfassung von psychischen Belastungsfolgen: Die Impact of Event Skala – revidierte Version.* Diagnostica 44, S. 130–141.

Maercker A.; Hecker, T.; Augsburger, M.; Kliem, S. (2018) (Hrsg.): *ICD-11 Prevalence Rates of Posttraumatic Stress Disorder and Complex Posttraumatic Stress Disorder in a German Nationwide Sample.* J Nerv Ment Dis. DOI: 10.1097/NMD.0000000000000790.

Manber, R.; Schnyer, R.-N.; Lyell, D. et al. (2010) (Hrsg.): *Acupuncture for depression during pregnancy. A randomized controlled trial.* Obstet Gynecol; DOI: 10.1097/AOG.0b013e3181cc0816.

Matsumoto, K.E.; Euler, D. (2005): *Matsumoto's Clinical Strategies.* Kiiko Matsumoto International, Natick.

Metcalf, O.; Varker, T.; Forbes, D. et al. (2016) (Hrsg.): *Efficacy of Fifteen Emerging Interventions for the Treatment of Posttraumatic Stress Disorder. A Systematic Review.* J Trauma Stress; DOI: 10.1002/jts.22070.

Miller, Alice (1979): *Das Drama des begabten Kindes.* Frankfurt am Main: Suhrkamp Verlag.

Möller H-J. (2015) (Hrsg.): *Psychiatrie, Psychosomatik und Psychotherapie.* 6. Aufl. Stuttgart: Thieme Verlag.

Musil, R.; Kloiber, S. (2016): *Akupunktur bei psychiatrischen Erkrankungen – Literaturüberblick und Entwicklungsmöglichkeiten. Teil 1: Demenzerkrankungen, substanzbedingte Erkrankungen, Essstörungen, Persönlichkeitsstörungen, Aufmerksamkeitsdefizit-/Hyperaktivitätssyndrom.* Deutsche Zeitschrift für Akupunktur Ausgabe (59/1), S. 7–13.

Murray, L.; Halligan, S.-L.; Adams, G. et al. (2006) (Hrsg.): *Socioemotional development in adolescents at risk for depression. The role of maternal depression and attachment style.* Dev Psychopathol; DOI: 10.1017/S0954579406060263.

Nicolson N.-A.; Davis, M.-C.; Kruszewski, D.; Zautra, A.-J. (2010) (Hrsg.): *Childhood maltreatment and diurnal cortisol patterns in women with chronic pain.* Psychosom Med,72(5), S. 471–80.

Pae, C.-U.; Lim, H.-K.; Peindl, K. et al. (2008) (Hrsg.): *The atypical antipsychotics olanzapine and risperidone in the treatment of posttraumatic stress disorder. A meta-analysis of randomized, double-blind, placebo-controlled clinical trials.* Int Clin Psychopharmacol; DOI: 10.1097/YIC.0b013e32825ea324.

Paulson, J.-F.; Bazemore, S.-D. (2010) (Hrsg.): *Prenatal and postpartum depression in fathers and its association with maternal depression. A meta-analysis.* JAMA; DOI: 10.1001/jama.2010.605.

Pawlby, S.; Hay, D.-F.; Sharp, D. et al. (2009) (Hrsg.): *Antenatal depression predicts depression in adolescent offspring. Prospective longitudinal community-based study.* J Affect Disord; DOI: 10.1016/j.jad.2008.05.018.

Reddemann, L. (2004) (Hrsg.): *Psychodynamisch Imaginative Traumatherapie.* 3. Aufl. Stuttgart, New York: Pffeifer bei Klett-Cotta.

Sack, M.; Lempa, W.; Steinmetz, A. et al. (2008) (Hrsg.): *Alterations in autonomic tone during trauma exposure using eye movement desensitization and reprocessing (EMDR) – results of a preliminary investigation.* J Anxiety Disord; DOI: 10.1016/j.janxdis.2008.01.007.

Sauer, B. (1993): *Postpartale Depression. Die Geburt eines Kindes als kritisches Lebensereignis bei Frauen.* Hamburg: Lit Verlag.

Schäfer, I.; Gast, U.; Hofmann, A. (2019): *S3 – Leitlinie Posttraumatische Belastungsstörung.* Springer Verlag, Berlin; abrufbar unter: https://register.awmf.org/de/leitlinien/detail/155-001 (letzter Zugriff 04.06.2024).

Schellong, J.; Hanschmidt, f.; Ehring, T. et al. (2019). *Diagnostik der PTBS im Spannungsfeld von DSM-5 und ICD-11.* Nervenarzt 90, S. 733–739. Heidelberg: Springer. https://doi.org/10.1007/s00115-018-0668-0.

Schottdorf, J. (2015): *Japanische Akupunktur mit Palpationsdiagnostik: Ein Kompendium.* Friedberg: Verlagshaus Schlosser.

Schottdorf, J.; Musil, R. (2017): *Psychische Traumatherapie mit akupunkturgestützter Exposition in drei Schritten. Ein neuartiges Behandlungsprotokoll und zwei Fallbeschreibungen.* Deutsche Zeitschrift für Akupunktur Ausgabe 60 (4), S. 6–12.

Sidebotham, P.; Heron, J. (2006) (Hrsg.): *Child maltreatment in the "children of the nineties". A cohort study of risk factors.* Child Abuse Negl; DOI: 10.1016/j.chiabu.2005.11.005.

Sonnenmoser, M. (2007): *Postpartale Depression. Vom Tief nach der Geburt.* Deutsches Ärzteblatt (2), S. 82–83.

Söllner, W.; Schüßler, G. (2001): *Psychodynamische Therapieverfahren bei chronischen Schmerzerkrankungen. Eine systematische Literaturübersicht.* Zeitschrift für Psychosomatische Medizin und Psychotherapie Ausgabe 47 (2), S.115–139.

Söllner W. (2018) (Hrsg.): *Schmerz und Trauma.* Zeitschrift für Komplementärmedizin. Ausgabe/Band X. DOI: 10.1055/s-0043-125203.

Spinelli, M.-G. (2004) (Hrsg.): *Maternal infanticide associated with mental illness. Prevention and the promise of saved lives.* Am J Psychiatry; DOI: 10.1176/appi.ajp.161.9.1548.

Steinmann, E. (2021): *Der verlorene Zwilling. Wie ein vorgeburtlicher Verlust unser Leben prägen kann.* Regensburg: Friedrich Pustet.

Ursano, R.-J.; Bell, C.; Eth, S. et al. (2004): *Practice guideline for the treatment of patients with acute stress disorder and posttraumatic stress disorder.* Am J Psychiatry. Ausgabe 161 (11 Suppl). S. 3–31.

v. Ballestrem, C.-L.; Strauss, M.; Kächele, H. (2005) (Hrsg.): *Contribution to the epidemiology of postnatal depression in Germany. Implications for the utilization of treatment.* Arch Womens Ment Health; DOI: 10.1007/s00737-005-0068-x.

van der Kolk, B.-A.; Spinazzola, J.; Blaustein, M.-E. et al. (2007): *A randomized clinical trial of eye movement desensitization and reprocessing (EMDR), fluoxetine, and pill placebo in the treatment of posttraumatic stress disorder: treatment effects and long-term maintenance.* J Clin Psychiatry 68 (1), S. 37–46.

van der Kolk, Bessel (2014): *The Body keeps the Score. Mind, Brain and Body in the Transformation of Trauma.* New York: Penguin Random House.

van Etten, M.-L., Taylor, S. (1989) (Hrsg.): *Comparative efficacy of treatments for post-traumatic stress disorder: a meta-analysis.* Clin. Psychol. Psychother.; DOI: 10.1002/(SICI)1099-0879(199809)5:3<126::AID-CPP153>3.0.CO;2-H.

Wang, Y.; Hu, Y.-P.; Wang, W.-C. et al. (2012): *Clinical studies on treatment of earthquake-caused posttraumatic stress disorder using electroacupuncture.* Evid Based Complement Alternat Med. DOI: 10.1155/2012/431279.

Wardetzki, B. (2020a) (Hrsg.): *Ohrfeige für die Seele. Wie wir mit Kränkung und Zurückweisung besser umgehen können.* 18. Aufl. München: dtv Verlagsgesellschaft mbH & Co. KG.

Wardetzki, B. (2020b) (Hrsg.): *Kränkung am Arbeitsplatz. Strategien gegen Missachtung, Gerede und Mobbing.* 6. Aufl. München: dtv Verlagsgesellschaft mbH & Co. KG.

Weidner, K.; Bartmann, C.; Leinweber, J. (2023): *Traumatische Geburt und traumasensible Geburtsbegleitung.* Nervenarzt 2023 – 94, S. 811–820; DOI: 10.1007/s00115-023-01510-7.

Weiss, D.S.; Marmar, C.R. *The impact of event scale – revised.* In: Wilson, J.P.; Keane, T.M., editors. *Assessing psychological trauma and PTSD.* New York: Guilford Press; 1997, S. 399–411.

Weltgesundheitsorganisation (2024) (Hrsg.): *Internationale Klassifikation psychischer Störungen:* ICD 11. Abrufbar unter: icd.who.int/browse11/l-m/en (letzter Zugriff 04.06.2024).

Whooley, M.A.; Avins, A.L.; Miranda, J.; Browner, W.S.: *Case-finding instruments for depression. Two questions are as good as many.* J Gen Intern Med. Band 12, Nr. 7, 1997, S. 439–445.

Witt, C.M.; Pach, D.; Brinkhaus, B. et al. (2009) (Hrsg.): *Safety of acupuncture. Results of a prospective observational study with 229,230 patients and introduction of a medical information and consent form.* Forsch Komplementmed; DOI: 10.1159/000209315.

Zhang, Y.; Feng, B.; Xie, J.-P. et al. (2011): *Clinical study on treatment of the earthquake-caused post-traumatic stress disorder by cognitive-behavior therapy and acupoint stimulation.* J Tradit Chin Med. 31 (1), S. 60–63.

Weiterführende Literatur

Adler, J. (2016): *Ayurveda. Achieve Wellness, Relieve Stress & Transform Your Body Fast with Effective Ayurvedic Tips, Recipes, Nutrition, Herbs & Lifestyle!* 2nd Edition. Your Wellness Books.

Aron, E.N. (1997): *The Highly Sensitive Person. How to Thrive When the World Overwhelms You.* 25th Edition. New York: Kensington Publishing.

Bartens, W. (2013): *Was Paare zusammenhält: Warum man sich riechen können muss und Sex überschätzt wird.* München: Knaur Taschenbuch Verlag.

Birkenbihl, V.F. (2019): *Birkenbihl on Management: Irren ist menschlich – managen auch.* München: Redline Verlag.

Bisson, J.-I.; Roberts, N.-P., Andrew, M. et al. (2013) (Hrsg.): *Psychological therapies for chronic post-traumatic stress disorder (PTSD) in adults.* Cochrane Database Syst Rev. (12):CD003388.

Braden, G. (2008): *The Divine Matrix. Bridging time, space, miracles and belief.* Carlsbad, California, New York City, London, Sydney, Johannesburg, Vancouver, Hong Kong, New Delhi: Hay House, Inc.

Bradley, R.; Greene, J.; Russ, E. et al. (2005) (Hrsg.): *A multidimensional meta-analysis of psychotherapy for PTSD.* Am J Psychiatry; DOI: 10.1176/appi.ajp.162.2.214.

Brand, S.; Otte, D.; Petri, M. et al. (2014): *Incidence of posttraumatic stress disorder after traffic accidents in Germany.* Int J Emerg Ment Health. 16 (1), S. 233–236. DOI: 10.4172/1522-4821.1000109. PMID: 25345235.

Brom, D.; Kleber, R.-J.; Defares PB. (1989) (Hrsg.): *Brief psychotherapy for posttraumatic stress disorders.* J Consult Clin Psychol; 57 (5), S. 607–612.

Chopra, D. (2010): *Feuer im Herzen. Eine spirituelle Reise.* 9. Aufl. Zürich: Diogenes Verlag.

Chopra, D. (2015): *Quantum Healing. Exploring the Frontiers of Mind/Body Medicine.* New York City: Bantam Books (Penguin Random House).

Deng, Ming-Dao (1986): *The Wandering Taoist.* New York: Harper Collins Publishers.

Deng, Ming-Dao (1990): *Scholar Warrior. An Introduction to the Tao in Everyday Life.* New York: Harper Collins Publishers.

Doidge, N. (2015): *The Brain's Way of Healing. Remarkable Discoveries and Recoveries from the Frontiers of Neuroplasticity.* New York: Penguin Random House.

Duncan, A.D.; Kain, K.L. (2019): *The Tao of Trauma. A Practitioner's Guide for integrating Five Element Theory and Trauma Treatment.* Berkeley, California: North Atlantic Books.

Ehring, T. (2019). *Kognitive Verhaltenstherapie.* In: Maercker, A. (eds) *Traumafolgestörungen.* Springer: Berlin, Heidelberg, S. 249–274. https://doi.org/10.1007/978-3-662-58470-5_13.

Fondin, M.S. (2015): *The Wheel of Healing With Ayurveda. An Easy Guide to a Healthy Lifestyle.* Novato, CA: New World Library.

Haller, R. (2019b): *Das Wunder der Wertschätzung. Wie wir andere stark machen und dabei selbst stärker werden.* 9. Aufl. München: Gräfe und Unzer Verlag.

Juul, J. (2010): *Pubertät. Wenn Erziehen nicht mehr geht. Gelassen durch stürmische Zeiten.* München: Kösel Verlag.

Juul, J. (2020): *Aggression. Warum sie für uns und unsere Kinder notwendig ist.* 7. Aufl. Frankfurt am Main: Fischer Taschenbuch.

Kasper, S.; Volz, H.-P. (2009) (Hrsg.): *Psychiatrie und Psychotherapie compact.* 2. Aufl. Stuttgart: Thieme Verlag.

Krüger, D. (2018): *Akupunktur bei psychischen Erkrankungen, Anwendung von chinesischer Medizin in der Psychiatrie und Psychotherapie,* Berlin: Springer (eBook), DOI 10.1007/978-3-662-53677-3.

Laotse (2021): *Tao te king. Das Buch vom Sinn und Leben.* München: Anaconda Verlag.

Levine, P.A. (2004): *It Won't Hurt Forever. Guiding Your Child Through Trauma.* Louisville: Sounds True.

Levine, P.A.; Kline, M. (2006): *Trauma through a child's eyes. Awakening the ordinary miracle of healing.* Berkeley, California: North Atlantic Books.

Levine, P.A. (2008): *Healing Trauma. A Pioneering Program for Restoring the Wisdom of Your Body.* Louisville: Sounds True.

Levine, P.A. (2015): *Trauma and Memory. Brain and Body in a Search for the Living Past.* Berkeley, California: North Atlantic Books.

Linden, M.; Baumann, K.; Rotter, M.; Schippan, B. (2007) (Hrsg.): *The psychopathology of posttraumatic embitterment disorders.* Psychopathology; DOI: 10.1159/000100005.

Linden M.; Baumann, K.; Lieberei B. & Rotter M. (2009). *The Post-Traumatic Embitterment Disorder Self-Rating Scale (PTED Scale).* Clinical Psychology & Psychotherapy,16, S. 139–147.

Lipton, B.H. (2007): *Intelligente Zellen. Wie Erfahrungen unsere Gene steuern.* 4. Aufl. Burgrain: KOHA-Verlag.

Marietta-Hart, S. (2019): *Leben mit Hochsensibilität.* SAGA-Verlag, Egmont.

Modler, P. (2019): *Mit Ignoranten sprechen. Wer nur argumentiert, verliert.* Frankfurt/New York: Campus Verlag.

Musil, R.; Barton, B. (2019): *Posttraumatische Belastungsstörung.* Deutsche Zeitschrift für Akupunktur. Band 62 (1), S. 24–27.

O'Hara, M.-W.; Swain, A.-M. (2009) (Hrsg.): *Rates and risk of postpartum depression. A meta-analysis.* International Review of Psychiatry; DOI: 10.3109/09540269609037816.

Pawils, S.; Metzner, f.; Wendt, C.; et al. (2016) (Hrsg.): *Patients with Postpartum Depression in Gynaecological Practices in Germany – Results of a Representative Survey of Local Gynaecologists about Diagnosis and Management.* Geburtshilfe Frauenheilkd; DOI: 10.1055/s-0042-103326.

Ponniah, K.; Hollon, S.D. (2009) (Hrsg.): *Empirically supported psychological treatments for adult acute stress disorder and posttraumatic stress disorder: a review.* Depress Anxiety; DOI: 10.1002/da.20635.

Samara, T. (2015): *Shaman's Wisdom Within. Expand, Heal & Transcend with an Inner Retreat.* Tony Samara Books.

Schauer, M.; Elbert, T.; Neuner, f. (2017) (Hrsg.): *Narrative Expositionstherapie (NET) für Menschen nach Gewalt und Flucht.* Psychotherapeut; DOI: 10.1007/s00278-017-0212-x. Abrufbar unter https://link.springer.com/article/10.1007/s00278-017-0212-x (letzter Zugriff 12.07.2024).

Seca, S.; Patrício, M.; Kirch, S. et al. (2019) (Hrsg.): *Effectiveness of Acupuncture on Pain, Functional Disability, and Quality of Life in Rheumatoid Arthritis of the Hand. Results of a Double-Blind Randomized Clinical Trial.* J Altern Complement Med; DOI: 10.1089/acm.2018.0297.

Smith, C.-A.; Armour, M.; Lee, M.-S. et al. (2018) (Hrsg.): *Acupuncture for depression.* Cochrane Database Syst Rev; DOI: 10.1002/14651858.CD004046.pub4.

Smucker, M.-R.; Reschke, K.; Kögel, B. (2008) (Hrsg.): *Imagery rescripting & reprocessing therapy. Behandlungsmanual für Typ I Trauma* (Berichte aus der Psychologie). Düren: Shaker.

Some, Maliodoma Patrice (1995): *Of Water and the Spirit. Ritual, Magic and Initiation in the Life of an African Shaman* (Compass). New York: Penguin Random House.

Steil, R.; Dyer, A.; Priebe, K. et al. (2017) (Hrsg.): *Dialektisch behaviorale Therapie für Patienten mit schwerer PTBS nach sexuellem Missbrauch in der Kindheit.* (Praxis Der Dialektisch Behavioralen Therapie). Stuttgart: Kohlhammer Verlag.

Storl, W.D. (2017): *The Untold History of Healing. Plant Lore and Medicinal Magic from the Stone Age to the Present.* Berkeley, California: North Atlantic Books.

Thieme, K.; Kopp, I. (2008): *Management of fibromyalgia syndrome – an interdisciplinary evidence-based guideline.* Ger Med Sci; 6.

Abkürzungen der Akupunkturterminologie

3E	Dreierwärmer (San Jiao)
Bl	Blase
Di	Dickdarm
Dü	Dünndarm
Gb	Gallenblase
He	Herz
KG	Konzeptionsgefäß (Ren Mai)
Le	Leber
LG	Lenkergefäß (Du Mai)
Lu	Lunge
Ma	Magen
Mi	Milz
Ni	Niere
Pe	Perikard
YNSA	Yamamoto New Scalp Acupuncture (Schädelakupunktur)

Fragebögen

Die hier im Detail dargestellten Fragebögen wurden bereits in Kap. 6.2.2 erwähnt. Sie dienen der genaueren Abklärung, um den Patienten detaillierter erfassen zu können, ohne wertvolle Zeit in der Patientenbehandlung zu verlieren.

Allgemeine Diagnostik

Anamnese-Fragebogen

Den hier vorgestellten Fragebogen sollen alle Patienten handschriftlich frei beantworten oder das Zutreffende unterstreichen.

Welche **Beschwerden** führen Sie zu uns?
Wie stark sind sie auf einer Skala von 1–10?
Seit wann und wie oft treten diese Beschwerden auf? Treten sie ständig, oder bei Belastung oder bei bestimmten Situationen auf?
Der **Schmerzcharakter** ist ziehend, drückend, stechend, bohrend, scharf, dumpf, brennend?
Bestehen **Ausstrahlungen**: keine – oder: nach oben, nach unten, in den Arm rechts/links, in das Bein rechts/links, in den Oberschenkel rechts/links, in das Gesäß rechts/links
Bisherige Therapie: keine – oder: Physiotherapie, Spritzen, Medikamente, Massage, Behandlung beim Orthopäden, Krankengymnastik am Gerät, Eigentherapie mit Wärme/Salben, Fitnesstraining, Behandlung beim Heilpraktiker, Manuelle Therapie, Akupunktur, Osteopathie
Weitere Schmerzen oder **Beschwerden** im Bereich von Kopf, Hals-, Brustwirbelsäule, Rippen, Lendenwirbelsäule, Becken, Hüfte, Knie, Fuß, Schulter, Ellbogen, Handgelenk, Steißbein
Haben Sie **Gefühlsstörungen, Taubheit, Missempfindungen** oder **Kraftminderung**? Wenn ja, wo?

Sport, Beruf und Soziales:
Sport: Was, wie oft und wie viele Stunden?
Welchen **Beruf** üben Sie aus? Welchen Ihre Partnerin / Ihr Partner? – dies gibt einen guten Hinweis auf den sozialen Kontext
Leben Sie in **Partnerschaft**? verheiratet, in Partnerschaft lebend, alleinlebend, geschieden, verwitwet
Kinder: Wie viele, wie alt?
Geburten: Anzahl: spontan oder Kaiserschnitt? Fehlgeburten? Wie verliefen die Geburten?
Hatten Sie **schwere Krankheiten, Unfälle, Verletzungen?** Waren Sie länger im Krankenhaus? (auch in der Kindheit)
Welche **Einschränkungen** haben Sie im Alltag?
Aktuelle Belastungen: Stress im Beruf, Schule/Studium, Beziehungsprobleme Stress mit den Kindern, den Eltern Andere:

Hatten Sie **jemals** ein stark **belastendes** oder **schreckliches** Erlebnis wie: Todesfall, Unfall, Verletzung, Schwangerschaft oder Geburt, Kränkungen, Entwertungen, Bestrafungen Scheidung der Eltern, Alkoholmissbrauch innerhalb der Familie Gewalterfahrung, Vernachlässigung, Missbrauch, körperlich, psychisch, sexuell?
Leiden oder litten Sie früher unter einer der folgenden **Erkrankungen**? Hoher Blutdruck, Herzerkrankung, Schlaganfall, Nieren- oder Gefäßerkrankung Lungenerkrankung, Asthma, Allergie, Schnarchen Magen-Darm, Reflux, Verdauungsstörungen, Übelkeit, Erbrechen, Durchfall, Nahrungsunverträglichkeiten neurologische Erkrankung, Schwindel, Ohrgeräusch, Hör- oder Sehstörungen Osteoporose / häufige Knochenbrüche, Arthrose, Gelenkprobleme Erkrankung im Zahn-, Kiefer-, Gesichtsbereich Stoffwechsel: Diabetes, Schilddrüse, Gicht Schwitzen, Nachtschweiß, Hitzewallungen Krebserkrankungen
Leiden oder litten Sie früher unter **Gemütsstörungen?** Depression, Traurigkeit, Stimmungsschwankungen Störungen von Schlaf, Appetit, Ausdauer, Konzentration und Merkfähigkeit Probleme mit Partner, Familie, Arbeit
Medikamente: Welche nehmen Sie ein?
Operationen: Was und wann?
Allergien: Leiden Sie darunter? Haben Sie **Medikamente** nicht vertragen?
Rauchen Sie? Wenn ja, wie viel?
Alkohol: Wie viel trinken Sie pro Tag?
Haben Sie geregelten **Stuhlgang**?

Wie oft gehen Sie **nachts** zur **Toilette**?
Wann erhielten Sie die letzten **Impfungen**? Bitte bringen Sie Ihren **Impfausweis** mit.
Ernährung:
Was **essen** Sie hauptsächlich?
Was **trinken** Sie hauptsächlich?
Wie viel Süßes essen Sie?
Was und wie häufig essen Sie zwischendurch?

Diagnostik für Depression und psychische Traumata

Um eine Depression nach der S3-Leitlinie als unipolare Depression zu erfassen, bedarf es auf jeden Fall eines eingehenden Gesprächs mit dem Patienten und der Exploration der psychischen Verfassung (Bundesärztekammer 2022). Nur so können zuverlässig die Kriterien abgeklärt werden, die für eine Depression sprechen.

Beck-Depressions-Inventar II (BDI-II)

Das BDI wurde vom US-amerikanischen Psychiater Aaron T. Beck 1961 entwickelt und nach ihm benannt. 1996 wurde dieser Test umgearbeitet und erweitert zum BDI-II (Beck AT 2013, Hautzinger M 2009). Hierbei wurden die Fragen verständlicher formuliert und einige Fragen ausgetauscht.

In den 21 Fragen des Fragebogens bestimmt der Teilnehmer selbst, welche der vier Aussagen für ihn in den letzten zwei Wochen vor dem Ausfüllen am zutreffendsten ist. Zur Auswertung werden alle Werte der einzelnen Aussagen addiert und dann mit Grenzwerten (Cut-off-Werten) verglichen. Sollte ein Proband bei einer Frage mehrere Antwortalternativen markiert haben (beispielsweise 1 und 2), wird die Markierung mit dem höchsten Punktwert gewertet (in diesem Beispiel also 2). Auf eine getrennte, geschlechts- oder altersspezifische Betrachtung der Werte wurde im BDI verzichtet, da keine systematischen Geschlechts- oder Altersunterschiede gefunden wurden, die nicht auch durch Zufall erklärbar wären.

Laut BDI weisen Werte zwischen 11 und 17 Punkten auf eine „milde bis mäßige Ausprägung depressiver Symptome“ hin. Als klinisch relevant werden im BDI erst Werte von 18 und darüber gewertet, da dieser Wert zwei Standardabweichungen über dem Mittelwert von gesunden Menschen liegt. Im Rahmen der Einzelfalldiagnostik sei es jedoch nicht gerechtfertigt, allein aufgrund eines hohen BDI-Wertes die Diagnose einer Depression zu stellen, da der BDI-II nur zur Schweregradmessung verwendet werden soll. Die Diagnosestellung zur Depression soll leitliniengerecht anders erfolgen.

Laut Anhang 2 der S3-Leitlinie/Nationale Versorgungsleitlinie unipolare Depression gelten für das BDI-II folgende Werte (Bundesärztekammer 2022). Dabei ist die Aussage der Zeile 1 mit 0 Punkten, die Aussage der Zeile 2 mit 1 Punkt etc. zu bewerten.

- 0–12: keine Depression bzw. klinisch unauffällig oder remittiert
- 13–19: leichtes depressives Syndrom
- 20–28: mittelgradiges depressives Syndrom
- ≥ 29: schweres depressives Syndrom

Der BDI-II-Fragebogen

A	1				**Trauer**: Ich fühle mich *nicht* **traurig**.
		2			Ich fühle mich traurig.
			3		Ich bin die ganze Zeit traurig und komme nicht davon los.
				4	Ich bin so traurig oder unglücklich, dass ich es kaum noch ertrage.
B	1				**Zukunftssicht**: Ich sehe *nicht* besonders **mutlos** in die Zukunft.
		2			Ich sehe mutlos in die Zukunft.
			3		Ich habe nichts, worauf ich mich freuen kann.
				4	Ich habe das Gefühl, dass die Zukunft hoffnungslos ist und dass die Situation nicht besser werden kann.
C	1				**Versagen**: Ich fühle mich *nicht* als **Versager.**
		2			Ich habe das Gefühl, öfter versagt zu haben als der Durchschnitt.
			3		Wenn ich auf mein Leben zurückblicke, sehe ich bloß eine Menge Fehlschläge.
				4	Ich habe das Gefühl, als Mensch ein völliger Versager zu sein.
D	1				**Genuss**: Ich kann die Dinge *genauso* **genießen** wie früher.
		2			Ich kann die Dinge nicht mehr so genießen wie früher.
			3		Ich kann aus nichts mehr eine echte Befriedigung ziehen.
				4	Ich bin mit allem unzufrieden oder gelangweilt.
E	1				**Schuldgefühle:** Ich habe *keine* **Schuldgefühle**.
		2			Ich habe häufig Schuldgefühle.
			3		Ich habe fast immer Schuldgefühle.
				4	Ich habe immer Schuldgefühle.
F	1				**Bestraft**: Ich habe *nicht* das Gefühl, **gestraft** zu sein.
		2			Ich habe das Gefühl, vielleicht bestraft zu werden.
			3		Ich erwarte, bestraft zu werden.
				4	Ich habe das Gefühl, bestraft zu gehören.
G	1				**Enttäuschung**: Ich bin *nicht* von mir **enttäuscht**.
		2			Ich bin von mir enttäuscht.
			3		Ich finde mich fürchterlich.
				4	Ich hasse mich.
H	1				**Kritik**: Ich habe *nicht* das Gefühl, **schlechter** zu sein als alle anderen.
		2			Ich kritisiere mich wegen meiner Fehler oder Schwächen.
			3		Ich mache mir die ganze Zeit Vorwürfe wegen meiner Mängel.
				4	Ich gebe mir für alles die Schuld, was schiefgeht.
I	1				**Selbstmord**: Ich denke *nicht* daran, mir etwas anzutun.
		2			Ich denke manchmal an Selbstmord, aber ich würde es nie tun.
			3		Ich möchte mich am liebsten umbringen.
				4	Ich würde mich umbringen, wenn ich es könnte.

J	1				**Weinen**: Ich **weine** *nicht* öfter als früher.
		2			Ich weine jetzt öfter als früher.
			3		Ich weine jetzt die ganze Zeit.
				4	Früher konnte ich weinen, aber jetzt kann ich es nicht mehr, obwohl ich es möchte.
K	1				**Reizbarkeit**: Ich bin *nicht* **reizbarer** als sonst.
		2			Ich bin jetzt leichter verärgert oder gereizt als früher.
			3		Ich fühle mich dauernd gereizt.
				4	Die Dinge, die mich früher geärgert haben, berühren mich nicht mehr.
L	1				**Sozialer Kontakt**: Ich habe *nicht* das **Interesse an anderen** Menschen verloren.
		2			Ich interessiere mich jetzt weniger für andere Menschen als früher.
			3		Ich habe mein Interesse an anderen Menschen zum größten Teil verloren.
				4	Ich habe mein ganzes Interesse an anderen Menschen verloren.
M	1				**Entscheidungen**: Ich bin so **entschlussfreudig** wie früher.
		2			Ich schiebe jetzt meine Entscheidungen öfter als früher auf.
			3		Es fällt mir schwerer als früher, Entscheidungen zu treffen.
				4	Ich kann überhaupt keine Entscheidungen mehr treffen.
N	1				**Aussehen**: Ich habe *nicht* das Gefühl, schlechter **auszusehen** als früher.
		2			Ich mache mir Sorgen, dass ich alt oder unattraktiv aussehe.
			3		Ich habe das Gefühl, dass in meinem Äußeren Veränderungen eingetreten sind, die mich unattraktiv machen.
				4	Ich finde mich hässlich.
O	1				**Arbeit**: Ich kann so *gut* **arbeiten** wie früher.
		2			Ich muss mir einen Ruck geben, bevor ich eine Tätigkeit in Angriff nehme.
			3		Ich muss mich zu jeder Tätigkeit zwingen.
				4	Ich bin unfähig zu arbeiten.
P	1				**Schlaf**: Ich **schlafe** so *gut* wie sonst.
		2			Ich schlafe nicht mehr so gut wie früher.
			3		Ich wache ein bis zwei Stunden früher auf als sonst und kann nicht mehr einschlafen.
				4	Ich wache mehrere Stunden früher auf als sonst und kann nicht mehr einschlafen.
Q	1				**Müdigkeit**: Ich **ermüde** *nicht* schneller als sonst.
		2			Ich ermüde schneller als früher.
			3		Fast alles ermüdet mich.
				4	Ich bin zu müde, um etwas zu tun.
R	1				**Appetit:** Mein **Appetit** ist *nicht* schlechter als sonst.
		2			Mein Appetit ist nicht mehr so gut wie früher.
			3		Mein Appetit hat stark nachgelassen.
				4	Ich habe überhaupt keinen Appetit mehr.

S	1				**Gewicht**: Ich habe in letzter Zeit *kaum* **abgenommen**.
		2			Ich habe mehr als 2 Kilo abgenommen.
			3		Ich habe mehr als 5 Kilo abgenommen.
				4	Ich habe mehr als 8 Kilo abgenommen.
					Ich esse absichtlich weniger, um abzunehmen: **1. ja: 2. nein:**
T	1				**Gesundheit**: Ich mache mir *keine* größeren **Sorgen** um meine Gesundheit als sonst.
		2			Ich mache mir Sorgen um körperliche Probleme, wie z. B. Schmerzen, Magenbeschwerden oder Verstopfung.
			3		Ich mache mir so große Sorgen um meine gesundheitlichen Probleme, dass es mir schwerfällt, an etwas anderes zu denken.
				4	Ich mache mir so große Sorgen um meine gesundheitlichen Probleme, dass ich an nichts anders mehr denken kann.
U	1				**Sexualität**: Ich habe in letzter Zeit *keine* Veränderungen meines Interesses an **Sex** bemerkt.
		2			Ich interessiere mich jetzt weniger für Sex als früher.
			3		Ich interessiere mich jetzt viel weniger für Sex.
				4	Ich habe das Interesse an Sex völlig verloren.

Impact of Event Scale – revised (IES-R)

Die IES ist ein Selbsttest zur Beurteilung von Symptomen durch psychische Traumatisierung innerhalb der letzten 7 Tage. Der ursprüngliche Test von Horowitz et al. von 1979 fragt in 15 Items nach Symptomen der Vermeidung, Betäubung und der Intrusion. Die Sensitivität ist mit 0,91 sehr gut, die Spezifität mit 0,61 etwas geringer.

Die um eine Übererregungsskala erweiterte Version, der IES-R (R = Revised), hat 22 Items (Weiss DS 1997) und wurde in Deutschland an 158 politisch Inhaftierten und Kriminalitätsopfern überprüft. Dieser Test ist zwar nicht zur zuverlässigen und differenzialdiagnostischen Klassifikation von PTBS nach DSM-IV geeignet, auch nicht nach der von Maercker & Schutzwohl (1998) publizierten diagnostischen Formel. Jedoch ist er für die schnelle und praktische Einschätzung von Patienten gut geeignet, um in Verbindung mit dem BDI-II einen guten Einblick in die psychische Verfassung und die Notwendigkeit der Behandlung der Patienten zu bekommen.

Der Fragebogen (Weiss DS 1997; Maercker A 1998):

Denken Sie bitte an den Vorfall: ______________________________
(bitte eintragen).

Geben Sie im Folgenden an, wie Sie in der vergangenen Woche zu diesem Ereignis gestanden haben, indem Sie für jede der folgenden Reaktionen ankreuzen, wie häufig diese bei Ihnen aufgetreten ist.

1. Immer, wenn ich an das Ereignis erinnert wurde, kehrten die Gefühle wieder.
2. Ich hatte Schwierigkeiten, nachts durchzuschlafen.
3. Andere Dinge erinnerten mich immer wieder daran.
4. Ich fühlte mich reizbar und ärgerlich.
5. Ich versuchte, mich nicht aufzuregen, wenn ich daran dachte oder daran erinnert wurde.
6. Auch ohne es zu beabsichtigen, musste ich daran denken.
7. Es kam mir so vor, als ob es gar nicht geschehen wäre, oder irgendwie unwirklich war.
8. Ich versuchte, Erinnerungen daran aus dem Weg zu gehen.
9. Bilder, die mit dem Ereignis zu tun hatten, kamen mir plötzlich in den Sinn.
10. Ich war leicht reizbar und schreckhaft.
11. Ich versuchte, nicht daran zu denken.
12. Ich merkte zwar, dass meine Gefühle durch das Ereignis noch sehr aufgewühlt waren, aber ich beschäftigte mich nicht mit ihnen.
13. Die Gefühle, die das Ereignis in mir auslöste, waren ein bisschen wie abgestumpft.
14. Ich stellte fest, dass ich handelte oder fühlte, als ob ich in die Zeit (des Ereignisses) zurückversetzt sei.
15. Ich konnte nicht einschlafen.
16. Es kam vor, dass die Gefühle, die mit dem Ereignis zusammenhingen, plötzlich für kurze Zeit viel heftiger wurden.
17. Ich versuchte, es (das Ereignis) aus meiner Erinnerung zu streichen.
18. Es fiel mir schwer, mich zu konzentrieren.
19. Die Erinnerungen daran lösten bei mir körperliche Reaktionen aus, wie Schwitzen, Atemnot, Schwindel oder Herzklopfen.
20. Ich träumte davon.
21. Ich empfand mich selbst als sehr vorsichtig, aufmerksam oder hellhörig.
22. Ich versuchte, nicht darüber zu sprechen.

Testbeschreibung und Auswertung:

Die Itemwerte, also Bewertungen der einzelnen Fragen, werden in traditioneller Weise wie folgt bewertet:

Jede Antwort kann mit vier verschiedenen Einwirkungen belegt werden:

Antwort	Alternative Antwort	Punktewert
überhaupt nicht	überhaupt nicht	0
selten	etwas	1
manchmal	mäßig	3
oft	ziemlich bis extrem	5

Weitere Übersetzungen der Skala (IES revidiert) verwenden ein anderes Antwortformat und fragen nach dem Belastungsausmaß durch die Symptome:

Alternative Antwort	Punktewert
überhaupt nicht	0
etwas	1
mäßig	2
ziemlich	3
extrem	4

Subskalen: Um die einzelnen Aspekte einer Traumatisierung abschätzen zu können, werden die Fragen bestimmten Themen zugeordnet.

- Intrusion: Fragen 1., 3., 6., 9., 14., 16. und 20.
- Vermeidung: Fragen 5., 7., 8., 11., 12., 13., 17. sowie 22.
- Hyperarousal: Fragen 2., 4., 10., 15., 18., 19. und 21.

Die Subskalenwerte entstehen durch Addition entsprechender Itemwerte. Die Verdachtsdiagnose auf Posttraumatische Belastungsstörung wird nach Maercker & Schützwohl (1998) mit folgender Formel errechnet:

$$X = (-0{,}02 \text{ x Intrusion}) + (0{,}07 \text{ x Vermeidung}) + (0{,}15 \text{ x Übererregung}) - 4{,}36$$

Wenn $X > 0$ besteht die Verdachtsdiagnose auf posttraumatische Belastungsstörung.

Index

A

Akupressur 39
Akupunktur
– Formen 35
– Indikationen 36
– Konstitutionsbehandlung 50, 52
– Körperareale 53
– Magnete 39
– Nadel-Stichtechnik 38
– palpationsbasierte japanische 35
– Sicherheit 35
– während der Schwangerschaft 74
– Wirksamkeitsstudien 36
– Yamamoto New Scalp Acupuncture 60
Akupunkturmagnete 39
Akupunkturpunkte 53
– Auswahl 37
– Beeinflussung der Psyche 55
– Notfall-Punkte 64
– Standardpunkte 55
Amygdala 6
Anamnese-Fragebogen 48, 117
Angst 28
Atemtechniken 65
Ausgeschlossensein 31

B

Baby Blues 21
Beck-Depressions-Inventar II 48, 121
Bindung 19
Burnout 90

C

Coaching 89

D

Diagnostik
– Anamnese 46
– Fragebögen 47, 117
– TCM 49
Dissoziation 8, 68

E

Einsamkeit 30
Ekel 30
Embodiment 62
Enttäuschung 31
Erschöpfung 31
Exit-Strategien 64
EX.TRACT
– Behandlungsserien 85
– Diagnostik 46
– emotionale Kontrolle 50, 60
– Exit-Strategien 64
– Indikationen 45
– Klopftechnik 61
– Nachbehandlung 86
– Paartherapie 87
– Psyche 50, 54
– Psychosomatik 50, 52
– Reframing 50, 61
– Somatik 50, 52
– und Coaching 89
– und Psychotherapeuten 41, 52
– Wortwahl 84

F

Fallbeispiele
– Coaching-Unterstützung 89
– intensivmedizinische Behandlung als Baby 71
– Krankenhausaufenthalt als Kleinkind 72
– Lawinenunglück 101
– Misshandlung 65–67, 84
– Narben 80
– postpartaler Notfall 76
– Reanimation eines Angehörigen 99, 102
– Tornado 95, 97
– Traumabehandlung eines Kindes 79
– Vergewaltigungserfahrung 69
– versuchte Abtreibung 70
– Zeugung durch Vergewaltigung 70
Fehlgeburt 20
Flashbacks 8
Fragebögen 47, 117

G

Gefühle. Siehe auch einzelne Gefühle
– Grundgefühle 27
– Kombinationen 30
Großhirn 7

H

Hilflosigkeit 29
Hippocampus 7
Hochsensibilität 17

I

Impact of Event Scale – revised (IES-R) 49, 124
inneres Kind 66
Intensivstation-Aufenthalt 77

K

Kaiserschnitt 77
Kinderwunschbehandlung 74
Klopftechnik 61
komplexe posttraumatische Belastungsstörung (kPTBS) 10
Konstitutionsbehandlung 50, 52
Kontrolle 29
Körpergedächtnis 53
Kränkung
– Definition 11
– Folgen 13
– und Geburt 76
– Ursachen 12
– Wortbedeutung 11

L

Lost Twin Syndrome 24, 73

M

Medikation
– bei PTBS 5
– im Notfall 67
Meridiane und Gefühle 55
Mobbing 15, 81

N

Nahtoderlebnis 16
Narben 79

P

Paartherapie 87
Panik 28
Perfektionismus 29
Persönlichkeitsänderung 3
postpartale Depression (PPD) 17, 75
– Definition 17
– Medikamente 18
postpartale Psychose 21
posttraumatische Belastungsstörung (PTBS)
– Definition 3
– gesellschaftliche Bedeutung 9
– Kriterien 4
– Therapiemöglichkeiten 5
posttraumatische Verbitterungsstörung (PTED) 13
Praxispersonal 86
Psyche und Körper 33
psychische Traumata
– bei der Geburt 25
– Definition 3
– erste drei Lebensjahre 25
– Misshandlungen in der Kindheit 10
– nachgeburtliche 71
– neurobiologische Grundlagen 6
Verarbcitung 8
– vorgeburtliche 22, 23, 70
Psychohygiene 93
Psychotherapeuten 41, 52

R

Reframing 50, 61

S

Scham 28
Schuldgefühle 28
Schutzlosigkeit 14, 29
Sorge 28

T

Tactical breathing 65
Thalamus 6
Totgeburt 20
Trauer 30
Traumata, psychische. Siehe psychische Traumata
Traumatherapie
– EFT 41, 45
– EMDR 5, 41
– Kinder 78
– somatic experiencing 33
– traumafokussierte kognitive 5
Trost 6

U

Übergewicht 33, 81
Unsicherheit 29

V

Väter 21, 78

W

Wut/Ärger 29

Z

Zwei-Fragen-Test 49

Botschaft des Lebens im I Ging

„Dieses Buch erwuchs aus einer Begegnung. Nach einem meiner Seminare zum Thema *Die Dynamik der Psyche aus Sicht des I Ging* erhielt ich ein ungewöhnliches Echo: Die Ärztin Liv Inga Hamann berichtete, sie habe die Körper-Übungen, die ich in meinem Vortrag skizziert hatte, erprobt. Sie habe hierbei die ganze Abfolge der Übungen leiblich erspüren und nachvollziehen können. Sie habe dies wie einen Reigen, wie einen Tanz erlebt: ein Lebensrad!
Mit dieser ‚Verlebendigung' war die leibliche und praktische Umsetzung meiner eher theoretischen Hinweise zur Lebensgestaltung initiiert! Aus der Freude über die Übereinstimmung von Theorie und Praxis erwuchs die Idee zu diesem gemeinsamen Buch auf der Basis der Vorauflagen."

Jochen M. Gleditsch

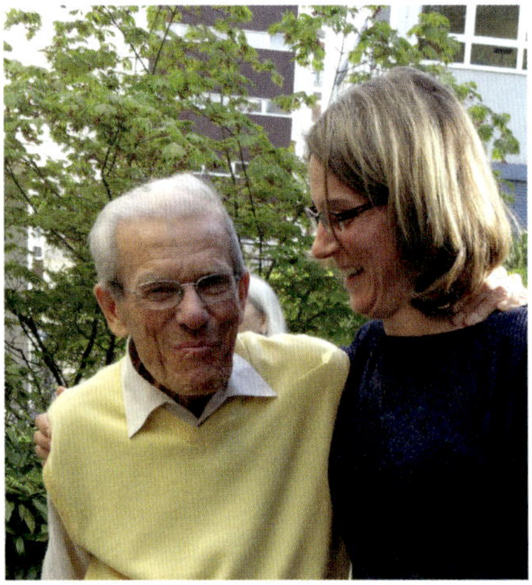

Beispiel für eine Körperübung aus dem Buch:

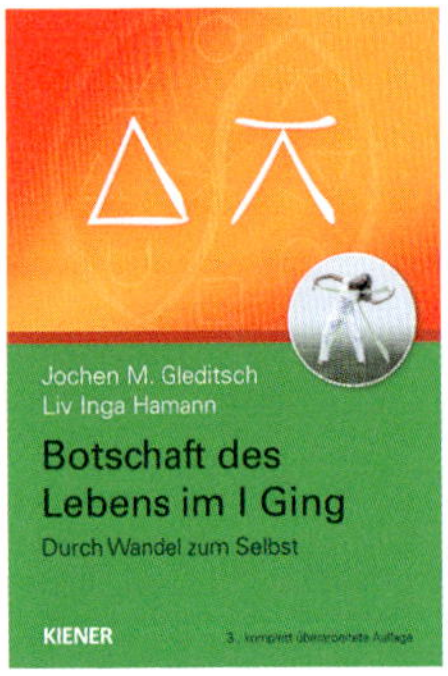

Jochen M. Gleditsch und
Liv Inga Hamann
Botschaft des Lebens im I Ging
Durch Wandel zum Selbst
3., komplett überarbeitete Auflage 2023, 120 Seiten, 41 Abbildungen und 9 Körperübungen, 14,8 x 21 cm, Hardcover
ISBN 978-3-948442-33-0

Die Truhe

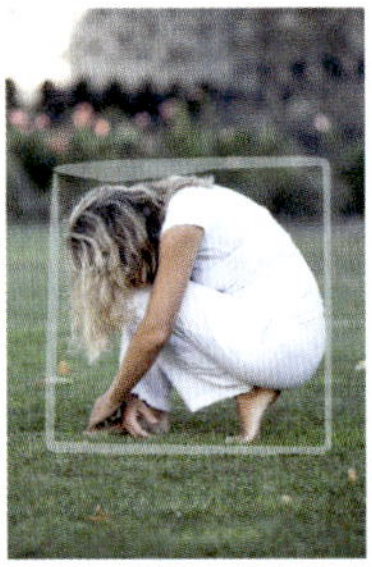

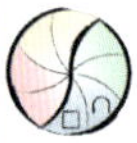

Abb. 18: Körperübung Truhe.

» *Nimm eine Körperhaltung ein, die dich fühlen lässt: „Ich bin umschlossen und geborgen."*
Begib dich hierfür auf den Boden, sitzend oder liegend. Schließe die Augen und spüre hinein in diese gehaltene Geborgenheit.

Das Trigramm und seine Bedeutung ☷

Alle drei Trigramm-Linien sind offen – für das, was sich verwirklichen will.

36

Der Kenn-Name

Im I Ging heißt es Kun: das Empfangende, Bergende und Irdische.
In weiterer Bedeutung: das Stofflich-Irdische, Manifestation, die Erde.

Die Kenn-Figur

Das Symbol „Truhe" lässt sich deuten als:

- Lebensbatterie
- Anlage – „das schon im Kern Angelegte"
- Reserven
- Ur-Energie
- Potenzial
- Geborgenheit

Assoziationen zur Botschaft

„Kiste, Blackbox, Batterie ..." sind Begriffe, die von Seminarteilnehmern ganz spontan kommen, wenn sie nach ihren Assoziationen zu dieser Figur gefragt werden. Während eine Batterie voller Energie ist, ist die Kiste umschließend, etwas Wertvolles wird in ihr geschützt, und eine Blackbox enthält Überraschungen.

Angewandt auf den Ursprung, den Anfang eines Lebens, zeigt der Würfel das bereits Angelegte, noch Verborgene an – wie ein im Mutterleib geborgener Embryo, in dem alle Anlagen schon programmiert sind, die ihre Manifestation erwarten. Gut geschützt, geborgen. Aus dieser Umschlossenheit tritt der Mensch mit seiner Geburt hinaus, nach und nach nimmt er seinen Körper ein und wahr. Schließlich findet er in ihm Halt und Sicherheit.

Weitere Assoziationen sind:

- das eigene Entfaltungspotenzial nutzen
- sich auf die Eigenkräfte verlassen können, aber auch sparsam und bewusst damit umgehen
- alles ist noch nach innen gerichtet – noch unbewusst In-sich-Eins-Sein
- die angelegte Kraft fühlen

37

KIENER VERLAG

Freude am Lesen

Die Kränkung

Max Zihlmann (6.2.1936–12.3.2022) war ein Schweizer Drehbuchautor. Er hat so spannend und unterhaltsam geschrieben, dass man seine Bücher nicht aus der Hand legen kann. Voller Witz und Tiefe. Ein Meister des Kopfkinos!

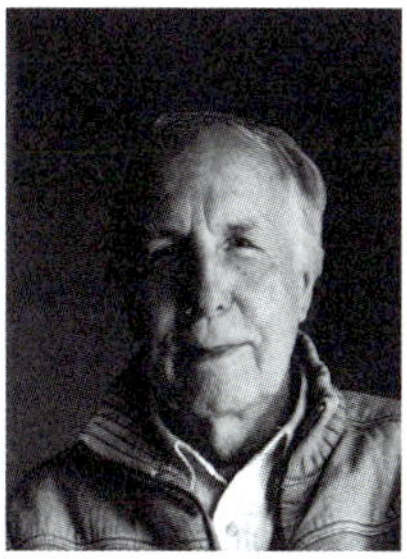

© Privat

Zwei alte Männer treffen sich nach Jahrzehnten wieder, um ein Drehbuch zu schreiben. Sie waren einmal Freunde, dann kam das Zerwürfnis, vor allem wegen einer inzwischen verstorbenen Frau. Ein erfolgloser Schriftsteller der eine, ein renommierter Fernsehregisseur der andere, versuchen sie, wieder da anzuschließen, wo sich ihre Wege einmal trennten. Das Unternehmen erweist sich als schwieriger, als sie angenommen haben. Zumal eine unausgesprochene Kränkung, die der eine dem anderen zugefügt haben soll, zwischen ihnen herumgeistert. Oder ist das Alter die wahre Kränkung?

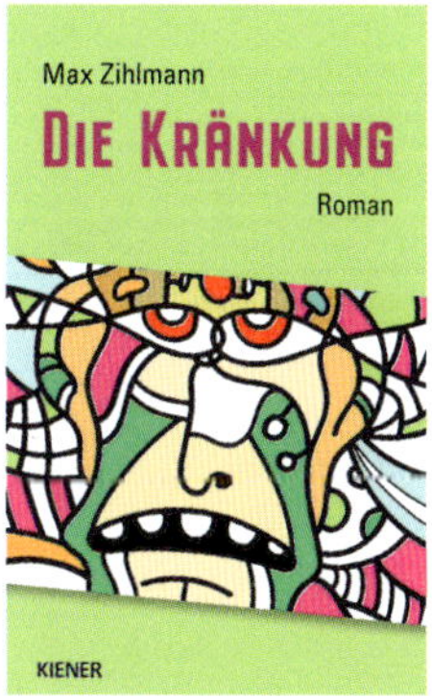

Max Zihlmann
Die Kränkung
1. Auflage 2022
192 Seiten
13 x 21 cm, Softcover
ISBN 978-3-948442-37-8

KIENER

www.kiener-verlag.de